ここからスタート！
眼形成手術の基本手技

編集

鹿嶋友敬 新前橋かしま眼科形成外科クリニック／群馬大学眼科／帝京大学眼科
今川幸宏 大阪回生病院眼科
田邉美香 九州大学大学院医学研究院眼科学分野

全日本病院出版会

序　文

　眼形成手術を習得するにあたり，最も重要であるのは切開の仕方や薬剤の使い方などのごく基本的な手術教育である．これは白内障や硝子体などの他の分野の眼科手術の手技と眼形成手術の手技のコンセプトが大きく異なるため，眼形成手術には独自の研修が必要であるからである．眼形成手術という専門分野が徐々に認識されてきている現状であるが，全国の研修施設すべてに専門医師がいて，希望すればトレーニングを受けられるかというと，その状況には程遠いと感じる．

　本書を企画した動機は，まさにそこにある．現在の眼科の研修制度の下では，熟練した眼形成医師が研修施設にいなければ，そもそも教育を受ける機会はない．そこで本書では，トレーニングができない環境下にある医師に，眼形成手術の基礎を知ってもらうために著した．是非，手に取っていただき，眼形成手術の手技習得のハードルが高くないものであると理解してもらいたい．

　さらに興味を持つようならば，著者たちの施設を訪ね，手術を実際に見学してみることをお勧めしたい．手技の習得を考えるならば，百聞は一見に如かず，である．

2017 年 12 月

鹿嶋友敬

CONTENTS

ここからスタート！眼形成手術の基本手技

1 眼瞼を知る

A．眼瞼の解剖 ……………………………………………………………… 田邉美香　2
B．（上眼瞼）眼瞼ごとの違い ……………………………………………… 鹿嶋友敬　8

2 器具の選び方

A．眼瞼手術　器械一覧
　❶パターン1 ………………………………………………………………… 鹿嶋友敬　14
　❷パターン2 ………………………………………………………………… 今川幸宏　15
　❸パターン3 ………………………………………………………………… 田邉美香　17
B．挟瞼器の使い方 ………………………………………………………… 鹿嶋友敬　20
C．バイポーラの選び方 ………………………………………… 松浦峻行，今川幸宏　21

3 眼瞼の手術デザイン

A．上眼瞼
　❶皮膚弛緩症：若年時に一重瞼だった症例の上眼瞼皮膚切除デザイン
　　……………………………………………………………………………… 鹿嶋友敬　24
　❷皮膚弛緩症：若年時に二重瞼だった中高年のデザイン ……………… 田邉美香　28
　❸多重瞼の場合のデザイン：老年者の眼瞼皮膚弛緩の場合・外眥のデザイン
　　……………………………………………………………………………… 野口三太朗　34
　❹睫毛側切開の挙筋短縮と眉毛下皮膚切除の二段階手術に分けたほうがよい症例
　　……………………………………………………………………………… 今川幸宏　40
　❺再手術の場合 …………………………………………………………… 今川幸宏　44
　　コラム
　　挙筋短縮術と同時に皮膚切除を行う場合のデザイン …………………… 鹿嶋友敬　47
　　コラム
　　霰粒腫の切開線について ……………………………………… 高木健一，田邉美香　49
B．下眼瞼
　❶下眼瞼・内反症のデザイン：先天性睫毛内反症 ……………………… 田邉美香　52
　❷下眼瞼・内反症のデザイン：退行性眼瞼内反症 ……………………… 今川幸宏　58
C．デザイン時の注意点 …………………………………………………… 今川幸宏　60

4 麻酔をマスターする

- A．麻酔薬の種類と手術に応じた選択 ……………………… 野口三太朗　64
- B．局所麻酔投与位置 ………………………………………… 野口三太朗　68
- C．注入の仕方 ………………………………………………… 野口三太朗　70
- D．結膜の麻酔法 ……………………………………………… 野口三太朗　72
- E．鎮静薬・鎮痛薬の使い方 ……………………… 鹿嶋友敬，木村雅文　74
  - **コラム**
    - 笑気麻酔 ………………………………………………… 野口三太朗　78

5 消毒のしかた

- A．消毒の意味 ……………………………………… 松浦峻行，今川幸宏　80
- B．消毒薬の種類と選択 …………………………… 松浦峻行，今川幸宏　82

6 ドレーピング

- A．覆布の種類 ………………………………………………… 鹿嶋友敬　86
- B．眼瞼手術における覆布の選び方 ……………… 松浦峻行，今川幸宏　88
- C．覆布の掛け方 …………………………………… 松浦峻行，今川幸宏　89

7 切開のコツ

- A．メスの選び方と使い分け ………………………………… 笠井健一郎　92
- B．テンションのかけ方（固定） …………………………… 笠井健一郎　94
- C．メスの使い方 ……………………………………………… 笠井健一郎　96

8 剝離のしかた・組織の見分け方

- A．眼輪筋の見え方，知覚神経伴走血管の見え方 ………… 田邉美香　104
- B．眼輪筋と眼窩隔膜の剝離 ………………………………… 田邉美香　106
- C．上眼瞼挙筋腱膜と眼窩隔膜の見え方 …………………… 田邉美香　107
- D．上眼瞼挙筋腱膜の切開のしかた ………………………… 田邉美香　108
- E．上眼瞼の瞼板の見え方 …………………………………… 田邉美香　109
- F．挙筋腱膜とミュラー筋の剝離のしかた ………………… 田邉美香　110
- G．ミュラー筋と結膜の剝離のしかた ……………………… 今川幸宏　111
- H．眼窩隔膜の切開のしかた ………………………………… 今川幸宏　113
- I．挙筋腱膜の見え方 ………………………………………… 今川幸宏　115
- J．眼窩脂肪の見え方，切除方法 …………………………… 今川幸宏　117
- K．眼輪筋と眼窩隔膜の剝離 ………………………………… 今川幸宏　120

L．下眼瞼・瞼板の出し方，見え方 ……………………………… 今川幸宏　*122*
　　M．下眼瞼牽引筋腱膜(LER)の剖出 ……………………………… 鹿嶋友敬　*124*
　　N．外眼角腱の剖出 ………………………………………………… 鹿嶋友敬　*127*

9　止血を極める

　　A．モノポーラとバイポーラ　止血の原理と通電形式の違い ……… 今川幸宏　*132*
　　B．バイポーラの使い方 …………………………………………… 今川幸宏　*135*
　　C．出血する部位，まとめ ………………………………………… 今川幸宏　*137*
　　D．出血点見極めのコツ …………………………………………… 今川幸宏　*139*

10　縫　合

　　A．縫合糸の種類 …………………………………………………… 田邉美香　*142*
　　B．縫合の原理 ……………………………………………………… 田邉美香　*144*
　　C．真皮縫合のコツ ………………………………………………… 田邉美香　*146*
　　D．皮膚縫合のコツ ………………………………………………… 田邉美香　*149*
　　E．小児の皮膚縫合の材料について ……………………………… 田邉美香　*154*

11　周術期管理

　　A．創傷治癒の原理 ……………………………………… 河村真美，鹿嶋友敬　*158*
　　B．創部の治癒過程 ………………………………………………… 今川幸宏　*160*
　　C．術後炎症 ……………………………………………… 高木健一，田邉美香　*162*
　　D．術後クーリングと圧迫は必要か？ …………………… 高木健一，田邉美香　*164*
　　E．出血の引き方 …………………………………………………… 今川幸宏　*167*
　　F．手術終了時のドレッシングについて ………………… 河村真美，鹿嶋友敬　*169*
　　G．術後の局所投薬 ……………………………………… 河村真美，鹿嶋友敬　*171*
　　H．痛くない抜糸の方法，抜糸の時期 …………………… 松浦峻行，今川幸宏　*173*
　　I．術後洗顔はいつから？ ………………………………… 高木健一，田邉美香　*175*
　　J．術後再診はいつまで？ ………………………………… 高木健一，田邉美香　*177*

　　索　引 ……………………………………………………………………………… *180*

執筆者一覧

編集者

鹿嶋　友敬	新前橋かしま眼科形成外科クリニック，院長 群馬大学眼科，非常勤講師 帝京大学眼科，非常勤講師
今川　幸宏	大阪回生病院眼科，医長
田邉　美香	九州大学大学院医学研究院眼科学分野

執筆者(執筆順)

田邉　美香	九州大学大学院医学研究院眼科学分野
鹿嶋　友敬	新前橋かしま眼科形成外科クリニック，院長 群馬大学眼科，非常勤講師 帝京大学眼科，非常勤講師
今川　幸宏	大阪回生病院眼科，医長
松浦　峻行	大阪回生病院眼科
野口三太朗	医療法人三栄会ツカザキ病院眼科，医長
高木　健一	独立行政法人国立病院機構小倉医療センター眼科
木村　雅文	新前橋かしま眼科形成外科クリニック麻酔科
笠井健一郎	独立行政法人国立病院機構高崎総合医療センター眼形成眼窩外科
河村　真美	新前橋かしま眼科形成外科クリニック

ここからスタート！
眼形成手術の
基本手技

1
眼瞼を知る

ここからスタート！眼形成手術の基本手技

1 眼瞼を知る

A 眼瞼の解剖

田邉美香

　眼瞼の解剖を制するものは眼瞼手術を制すといっていいほど，解剖を熟知することは重要である．実際の術野で組織を見分けるためには経験値も必要だが，解剖の理解なく見分けることはできない．組織を見分けることができれば眼瞼手術は確実かつ安全に行えるだろう．本項では眼瞼の解剖について解説する．

1 瞼板 (tarsal plates)

　眼瞼の支持組織となるものは瞼板である．図1に眼窩と瞼板の関係を示す．瞼板は厚さ1.0〜1.5 mm[1]，横幅25 mmで，その高さは上眼瞼では8〜12 mm，下眼瞼では3.5〜5 mm[2]である．上眼瞼瞼板の中央の高さはアジア人で9.2 mm，欧米人で11.3 mmと人種差がある[3]．上眼瞼には約25本の，また下眼瞼には約20本のマイボーム腺が存在する[2]．瞼板は鼻側および耳側にいくにしたがって徐々に細くなり，内眥靱帯，外眥靱帯によって眼窩骨と結合する．まるで吊り橋のように瞼板が眼窩骨にぶら下がっているイメージである．Lower eyelid retractorsが弛緩すると，下眼瞼上縁を軸として眼球側に睫毛が内反し，退行性眼瞼内反症を生じることは想像できる．また，眼瞼腫瘍摘出後の再建を計画するうえで，これらのテンションをどのように弱めるか，また再建するかというのがポイントになる．

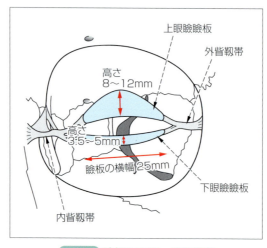

図1 瞼板と内眥・外眥靱帯

2 下眼瞼牽引筋腱膜（lower eyelid retractors）

　下眼瞼において瞼板を下方に牽引する組織群を下眼瞼牽引筋腱膜（lower eyelid retractors：LER）という．なぜ複数形かというと，図2 に示す capsulopalpebral fascia（CPF），capsulopalpebral head（CPH），平滑筋線維などを合わせて LER と呼ぶからである[4]．CPF は上眼瞼での上眼瞼挙筋腱膜（levator aponeurosis）に類似し，Lockwood 靱帯から瞼板を結合する線維性の膜であり，CPH は下直筋から Lockwood 靱帯までの部位を呼ぶ．CPF は厳密には前層と後層に分けられ，後層が上眼瞼でいうミュラー筋，前層が挙筋腱膜のような位置づけである（図3）．

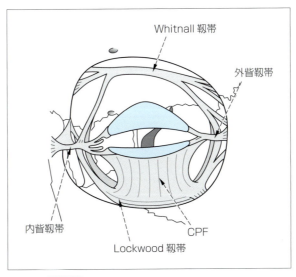

図2　Whitnall 靱帯と Lockwood 靱帯

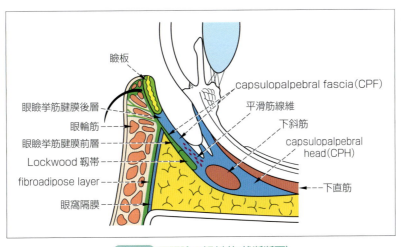

図3　下眼瞼の解剖（矢状断断面）

3 ミュラー筋(Muller's tarsal sympathetic muscles)

　ミュラー筋は交感神経支配の平滑筋であり，図4のようにWhitnall靱帯から起始し瞼板上縁に結合するとされていた[2]が，近年多数の研究によって，ミュラー筋は結膜円蓋部付近で上眼瞼挙筋から起始し，上眼瞼上面に停止するということが明らかにされている[5]（図5）．上眼瞼挙筋の下を走行し，aponeurosisとは緩やかに癒着しているため，両者間のspaceはpost-aponeurotic spaceと呼ばれる．ミュラー筋の長さは8～12 mmで，厚みは0.5～1.0 mmであり，瞼板全幅に存在する[2]．上眼瞼下垂手術の際，上眼瞼挙筋腱膜とミュラー筋の剝離は容易だが，ミュラー筋と結膜の間の剝離は容易ではなく，後述するようなコツを要する．また，ミュラー筋の前面には上眼瞼動脈弓が走行しており，術中出血に注意が必要である．

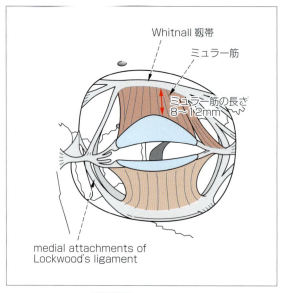

図4　ミュラー筋

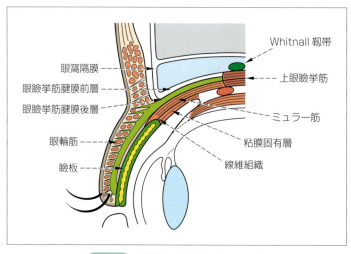

図5　上眼瞼の解剖（矢状断断面）

4 上眼瞼挙筋腱膜(levator aponeurosis)

上眼瞼挙筋は上直筋と並行して走行する長さ36 mmの筋肉であり，動眼神経支配の横紋筋である．その遠位端で筋は腱膜となり上眼瞼挙筋腱膜と呼ばれる．上眼瞼挙筋腱膜は，Whitnall靱帯のやや遠位部で上眼瞼挙筋から起始し，扇状に広がって瞼板に付着する(図6)．上眼瞼挙筋腱膜は前層と後層の2層から構成され(図5)，前層は眼窩隔膜と眼輪筋下に連続する[6]．後層はミュラー筋の前面に位置し，瞼板下方1/3の部位で上眼瞼瞼板に付着する．眼窩隔膜と上眼瞼挙筋腱膜前層の移行部は幅のある白色組織にみえ，ホワイトラインと呼ばれ，眼瞼下垂手術の際のメルクマールとなる．

上眼瞼下垂の際に，上眼瞼挙筋腱膜の前層を切離すると本来の二重瞼が消失することがあるため，後述する二重瞼形成のためのアンカリングが必要となる．

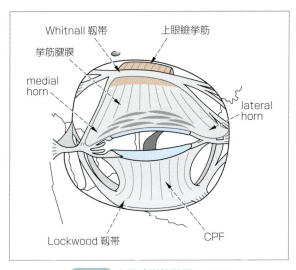

図6 上眼瞼挙筋腱膜とCPF

5 眼窩隔膜(orbital septum)

一般的に眼窩隔膜によって眼瞼と眼窩は隔てられているとされているが，厳密には図7のように瞼板の全面に眼窩隔膜は存在しない[2]．

眼窩隔膜と上眼瞼挙筋腱膜の付着部位には人種差があり，欧米人では上眼瞼上縁から2〜8 mm上方で眼窩隔膜と上眼瞼挙筋腱膜の移行部があるのに対し，アジア人では上眼瞼瞼板上縁より数mm下部に移行部がある(図8)．アジア人ではホワイトラインが低位置にある結果，挙筋腱膜前の脂肪が下部にあるため，アジア人の半数が一重瞼となっている[7]．

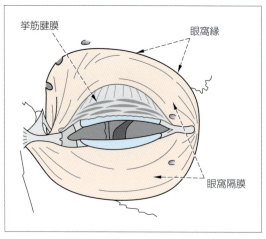

図7 眼窩隔膜

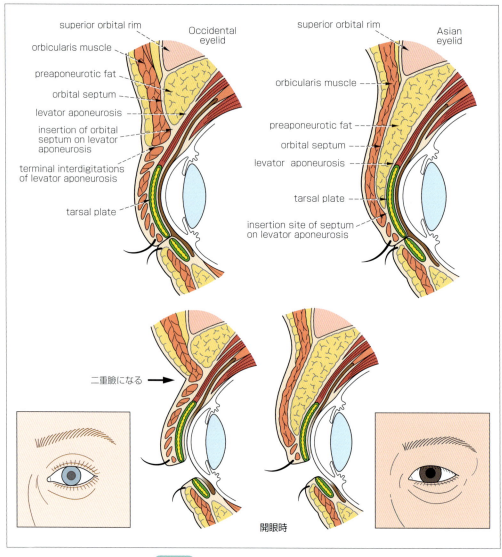

図8 欧米人とアジア人の眼瞼の違い

6 眼輪筋（orbicularis oculi muscle）

閉瞼に重要な眼輪筋は顔面神経支配の横紋筋で，図9のように眼窩部，眼窩隔膜部，眼瞼部と分けられる．眉毛付近での眼輪筋の厚みは4〜6 mm程度だが，眼瞼に近づくにつれて徐々に薄くなり，瞼板部では0.1 mm以下の薄さとなる．

内眼角部の眼輪筋涙部は別名Horner筋と呼ばれ（図10），後涙嚢稜から起始し，瞼板内側または瞼板前眼輪筋に停止する．涙嚢を後面から挟み込み，眼輪筋，Horner筋の収縮によりポンプ作用で導涙機構の主力となる．

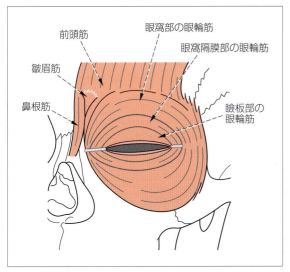

図9 眼輪筋

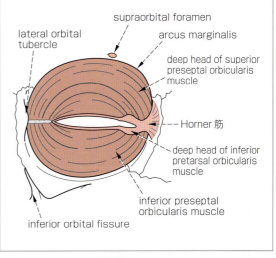

図10 Horner筋

文　献

1) Goold, L., et al. : Absence of lateral palpebral raphe in Caucasians. Clin Ophthalmol. 3 : 391, 2009.
2) Jonathan, J. Dutton, eds. : Atlas of Clinical and Surgical Orbital Anatomy 2nd ed. 129-164, Elsevier, 2011.
3) Goold, L., et al. : Tarsal height. Letter to the editor. Ophthalmology. 116 : 1831, 2009.
4) 柿崎裕彦：下眼瞼内反症．眼形成外科─虎の巻─．33-44, メディカル葵出版，2009.
5) 柿崎裕彦：手術治療からみた眼瞼解剖．臨眼．62 : 1939-1944, 2008.
6) Kakizaki, H., et al. : The levator aponeurosis consists of two layers that include smooth muscle. Ophthal Plast Reconstr Surg. 21 : 379-382, 2005.
7) Bobby, S., et al. : Asian upper blepharoplasty. 25-32, 2017.

ここからスタート！眼形成手術の基本手技

1 眼瞼を知る

B （上眼瞼）眼瞼ごとの違い

鹿嶋友敬

　眼瞼の手術を行う際に，まぶたの質はそのまま手術の難易度に直結する．薄いまぶたの場合には術中の出血や術後の腫れも少ないため，手術は容易であり，眼瞼下垂手術の初心者へのよい適応となる．また若い時に二重瞼であったかどうかは，つまり重瞼線を形成する穿通枝があるかどうかは新たに重瞼線を作成するべきかどうかの参考になり，それは手術の難易度と結果に直結するため，常に確認するとよい．

1 薄いまぶた　眼瞼手術の難易度：易

　これらの症例は最も眼瞼下垂手術がしやすい症例である（図1〜3）．

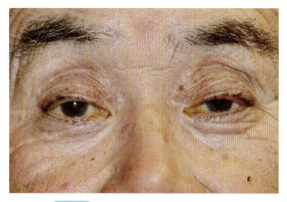

図1　薄いまぶたの両上眼瞼下垂①
眼窩上縁の骨の部分に陥凹がみられる（上眼瞼溝）．薄いまぶたの場合には術中の出血や術後の腫れも少なく，眼瞼下垂手術の初心者によい適応となる．瞼縁の皮膚の弛緩はなく，若年の時には二重瞼があったと推測される．

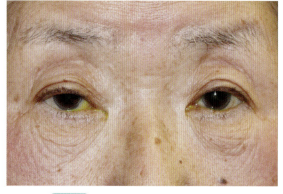

図2　薄いまぶたの両上眼瞼下垂②
上眼瞼溝があり，この症例はきれいな重瞼線もある．重瞼線がはっきりしている場合には，眼瞼下垂の手術時に重瞼線を作成する必要がない．つまり手術しやすい．

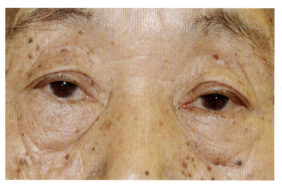

図3
薄いまぶたで生来の重瞼線がある症例
図1，2の症例同様，上眼瞼溝があり，きれいな重瞼線のある症例である．腱膜の短縮のみできれいに仕上がるタイプのまぶたである．

2 生来の重瞼線があるまぶた

先述のように重瞼線があるまぶたは重瞼線の再建が不要であるため,比較的容易に手術を行える場合が多い(図4).

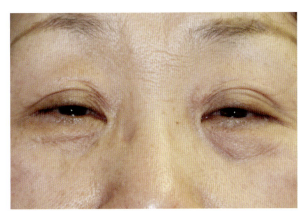

図4 重瞼線があるがまぶたの皮膚がやや厚ぼったい症例
経験上,皮膚の厚みに応じて術中の出血が増える傾向にある.この症例では重瞼線が高すぎるため,重瞼線から瞼縁側の皮膚を切除すると重瞼幅を減じることができる.

3 生来の重瞼線がないまぶた

生来の重瞼線がない場合には,術中に重瞼線の再建が必要である.左右で均等に再建する必要があるため,手術の難易度が上がる(図5〜8).

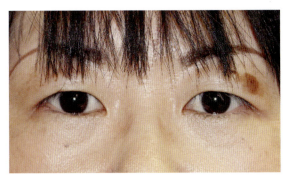

図5 重瞼線がなく,皮膚弛緩のみの症例
皮膚を切除して重瞼を作成すればよいが,生来の一重瞼の場合には作成した重瞼が消失し,再手術が必要となることがある.それでも若年であれば切除量は少なく比較的容易である.

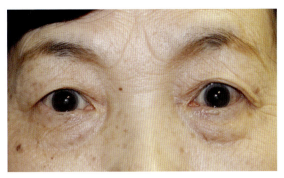

図6 同じく重瞼線がなく,皮膚弛緩のみの症例
皮膚を切除して重瞼線を作成する.高齢者の場合には目尻の余剰皮膚の切除も必要である.左右均等に作成するとよい.

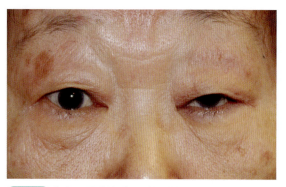

図7 生来の重瞼線がない片眼性の左眼瞼下垂の症例
左の挙筋短縮と同時に皮膚切除，重瞼作成を行うべきである．さらに左に合わせて右の皮膚切除や重瞼作成が必要である．このようにもともと左右差のある症例の手術は術後に左右差が出やすいため難易度が高い．

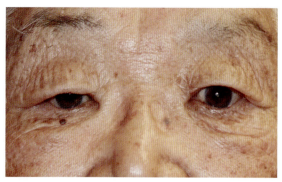

図8 重瞼線がなく，皮膚弛緩を伴った右眼瞼下垂
図7の症例同様に両側同時手術を行う．手術の難易度は高い．

4 眼瞼皮膚の厚ぼったいまぶた

特に男性の高齢者の場合，外眼角部を大きく越えて皮膚の切除が必要である場合も多い．皮膚が厚いと手術中の出血が多く止血に手間がかかり，手術自体の難易度が高くなる．また術後の腫れも強いことが多いので，術前に患者本人への説明を行っておくとよい（図9～13）．

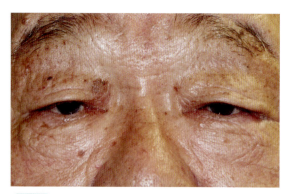

図9 生来の重瞼線がない片眼性の左眼瞼下垂の症例
左の挙筋短縮と同時に皮膚切除，重瞼作成を行うべきである．さらに左に合わせて右の皮膚切除や重瞼作成も行うべきであると考える．このように左右差のある症例の手術は難易度が高い．

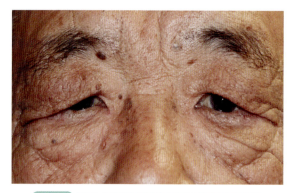

図10 同じく高齢者男性の厚い皮膚のまぶた
重瞼線もないため術中に再建する必要がある．悪い条件がいくつか重なると手術の難易度が高くなる．本症例では眼瞼下垂自体はない．

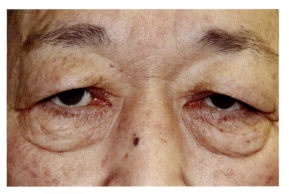

図11 高齢者男性の厚い皮膚のまぶた
本症例には皮膚に隠れた生来の重瞼線がある．眼窩脂肪の突出もあり挙筋短縮や皮膚切除に加えて，脂肪の切除も行ったほうがよい症例である．

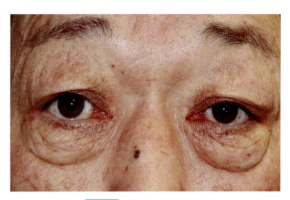

図12 図11と同一症例
眉毛をあげると生来の重瞼線が露出する．下眼瞼の眼窩脂肪ヘルニアの治療も勧めたい症例である．

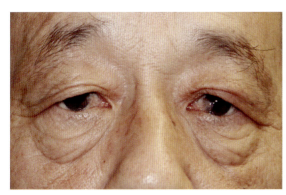

図13
高齢者男性のまぶた
両眼の翼状片もある．上眼瞼皮膚に重瞼線のようなしわがあるが，眼窩後方に強く引き込まれておらず，これは本来の重瞼線ではない．若年時には一重瞼だったまぶたである．このような症例では手術時に重瞼線の再建を行う必要があり，難易度は高くなる．

5 手術の既往のあるまぶた

手術の既往がある場合には，組織内の瘢痕があり，構造も変化しているため難易度は高い．経験上麻酔も効きにくい印象がある．組織を見分ける目が必要である（図14）．

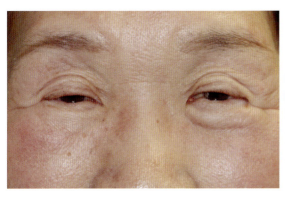

図14
眼瞼下垂手術既往のあるまぶた
不自然に高い位置に重瞼があることに気付いていただけるだろうか．前回の眼瞼下垂手術でこの位置に重瞼線が作成されてしまったのである．このような場合には作成された重瞼線から瞼縁側の皮膚を切除し，重瞼線を下げる必要がある．

ここからスタート!
眼形成手術の
基本手技

2
器具の選び方

ここからスタート！眼形成手術の基本手技

2 器具の選び方

A 眼瞼手術 器械一覧

①パターン1

鹿嶋友敬

　新前橋かしま眼科形成外科で筆者が使用している眼瞼下垂手術セットについて供覧する（図1）．当院では挙筋の固定に非吸収糸を使用し，皮膚縫合には吸収糸を使用しているため大部分の患者の抜糸を行っていない．

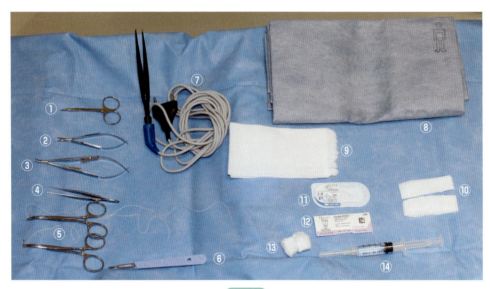

図1

①江口・ボン大学式デリケート剪刀（反鈍）（イナミ社 M-59RB）
②スプリングハンドル式剪刀（反鋭）（イナミ社 S-511C）
③カストロヴィーホ氏持針器（曲）（イナミ社 S-730）
④ノンスリップ有鈎鑷子（ショート）（イナミ社 IS-311）
⑤眼科用コッヘル止血鉗子（反型 無鈎）（ミズホ社 06-664-00），中村氏釣針型開創鈎（小）（イナミ社 S-184S），3-0 絹糸
⑥メス No.15　スワンモートンディスポーザブルスカルペル 15C（村中医療器社 1747813）
⑦BONIMED シルバー S バイポーラピンセット　先端レギュラー・ストレートタイプ（村中医療器社 451-937-02）全長 160 mm　先端長 9 mm　先端幅 0.6 mm
⑧眼形成ドレープ（メドライン社）
⑨マルチテトラーゼ No.3　8 折ガーゼ×5 枚（白十字社）
⑩創部用に切ったガーゼ×2 枚
⑪クラーレン® 7-0 CLB017　B-9 3/8 9 mm 角針（河野製作所）
⑫バイクリル® 7-0 TG140-8 3/8 6.5 mm ヘラ針（ETHICON 社）
⑬ザルコニン液 0.025（健栄製薬社）を浸した綿球×2 個
⑭エピネフリン含有 2%リドカイン 5 ml

ここからスタート！眼形成手術の基本手技

2 器具の選び方

A 眼瞼手術 器械一覧

②パターン2

今川幸宏

筆者が眼瞼手術に用いている器械を図1, 2に示す.

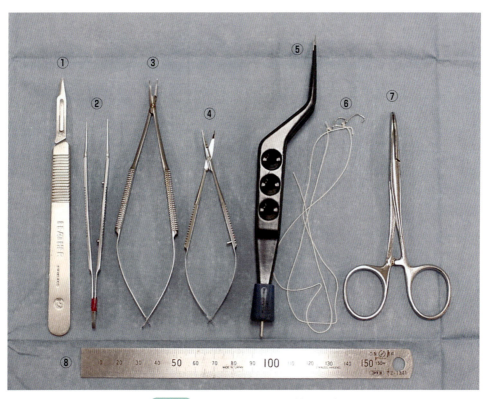

図1 最低限必要とする器械の一覧
①15C メス
②眼科用有鈎鑷子
③眼科用持針器
④スプリングハンドル剪刀
⑤バヨネット型バイポーラ鑷子
⑥中村氏釣針型開創鈎（小×2）
⑦モスキートペアン（釣り針鈎の数だけ必要）
⑧ものさし

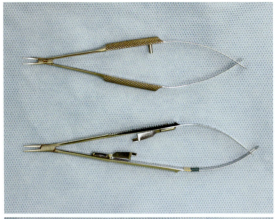
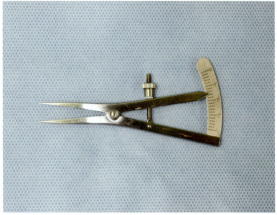
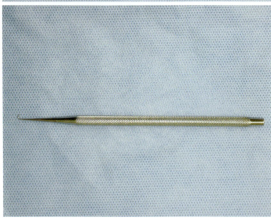

a	b
c	

図2　あると便利な器械

a：2種類の持針器
上側が，常用している眼科用持針器（図1と同じもの）．バラッケー氏角膜持針器，全長130 mm，ラチェットなしを使用．下側がカストロヴィーホー氏持針器，全長140 mm，ラチェットあり．13 mm以上の針を使用する際は，こちらのほうが把持しやすい．
b：カリパー
瞼縁からデザイン線までの距離を測定する際や，異なる2点間の長さが同じであることを確認する場合（デザインの左右差など）は，ものさしよりも使用しやすい．
c：スキンフック（単鋭鉤）
創縁を挫滅しないよう，鑷子で把持せずに牽引したい場合や，創縁を助手に引いてもらいたい場合に使用する．

ここからスタート！眼形成手術の基本手技

2 器具の選び方

A 眼瞼手術 器械一覧
③パターン3

田邉美香

筆者が眼瞼手術に用いている器械を図1に示す．

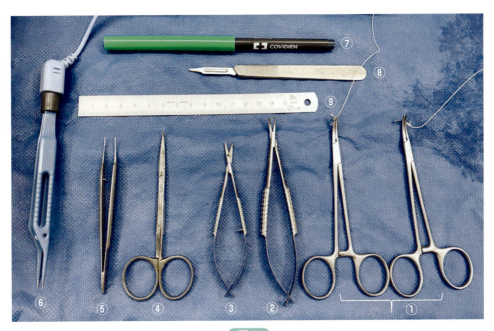

図1
①中村氏釣針型開創鈎（中），モスキート鉗子
②佐藤氏持針器（ロックなし）
③スプリングハンドル剪刀
④眼科用剪刀　鋭曲
⑤樋渡強膜鑷子
⑥バイポーラ
⑦スキンマーカー
⑧メスホルダー，替え刃 No. 15C
⑨15 cm メジャー

① **中村氏釣針型開創鈎（中）（イナミ社　S-184），モスキート鉗子（ミズホ社　03-001-13）**
　見やすい術野を保つことは手術の成功の鍵である．開創鈎を用いることで効率のよい止血を行うことができる．中村氏釣針型開創鈎の根元のループに0号程度の太いシルクを結び，モスキート鉗子でドレープに固定する．

② 佐藤氏持針器（ロックなし）（イナミ社　S721-B）
　眼科でよく用いられるバラッケー氏マイクロ持針器は眼形成手術に用いるには把持力が弱い．佐藤氏持針器のほうが太めの針や糸の把持にも適している．

③ スプリングハンドル剪刀（イナミ社　S-511C）
　眼科の内眼手術で用いるものと同じである．

④ 眼科用剪刀　鋭曲（イナミ社　S-510SS）
　眼輪筋を分けるときなど，組織を鈍的に剝離する際に有用である．先が鋭のほうが使いやすい．

⑤ 樋渡強膜鑷子（直，有鉤）（ハンダヤ社　HS-2426）
　鑷子は有鉤と無鉤があるが，有鉤鑷子のほうが把持する力が強く，組織侵襲も少ない（図2）ため，使いやすい．

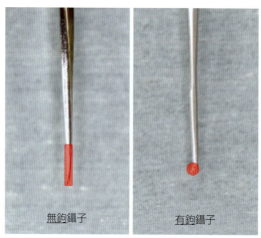

図2　鑷子の選択：鑷子はどっちがよいか
有鉤鑷子のほうが組織をつかむ範囲が狭いため，組織の侵襲が小さくなる．

⑥ バイポーラ（泉工医科工業社　MERA　バイポーラ凝固器 MS-50）
　先端が点で合うタイプのバイポーラは眼形成手術では効率が悪いので，面で合うタイプのバイポーラがよい．また，凝固範囲を最小限にするため，モノポーラよりバイポーラが適していると筆者は考えている．ただし，皮膚の剝離や出血が多いことが予測される部位ではモノポーラでの剝離が有効なこともある．

⑦ スキンマーカー
　デザインが非常に大切なため，先端が細いスキンマーカーを選択する．

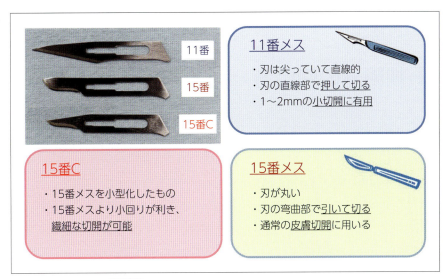

図3 メスの選択：用途に応じたメス刃を選ぶ

⑧ メスホルダー（フェザー社 No.3），替え刃 No.15C（フェザー社）

15番Cのメスは15番メスを小型化したものであり（図3），小回りが利くため，繊細な切開が可能である．

⑨ 15 cm メジャー（ステンレス製）

瞼縁からの距離測定や，切除皮膚および余剰皮膚の幅を測定する際など，眼形成手術では長さを測定する機会がしばしばあるため，有用である．

ここからスタート！眼形成手術の基本手技

2 器具の選び方

B 挟瞼器の使い方

鹿嶋友敬

挟瞼器は霰粒腫の処置では有用な器具で，眼科医に最も馴染み深い器具である．しかし意外なところであるが，挟瞼器の使い方を教わることは少ないと思われる．眼形成手術における挟瞼器の役割は2つある．まず1つには眼瞼という構造は瞼縁が自由縁となっているため，固定が難しく，手術操作にコツが必要であるが，挟瞼器をかけるとしっかり固定できるため切開などの操作が容易になるということがある．もう1つの重要な役割は止血効果である．止血操作の苦手な眼科医にとって，手術中の出血は忌み嫌うものであるが，挟瞼器をかけることでこのストレスから逃れることができる．しかし挟瞼器をかけたにもかかわらず出血が多く，苦労した経験はないだろうか．実は止血効果にはただ一点，大きなコツがある．それは挟瞼器をかけた後に組織の脱血を行う，ということである．ねじ式（図1）であれクリップ式（図2）であれ，普通に挟瞼器をかけた場合には静脈圧と動脈圧の関係上，必ず最初に静脈が閉塞し，その後圧力が上昇するにつれて動脈が閉塞する．つまり静脈が閉塞した状態で動脈からの血液が流入する期間があるということになり，これはつまり鬱血状態になってしまうのである．これが普通に挟瞼器をかけて切開した場合に出血がある理由である．挟瞼器の止血効果は静脈と動脈の両方が完全に遮断された時点で組織を圧迫し，内部の血液が挟瞼器外に押し出された時点で完成するのである．

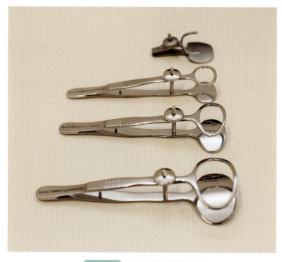

図1　ねじ式の挟瞼器
さまざまなサイズや形状がある．個人的にはねじ式挟瞼器の大を大人用に，中を子供用に使用している（イナミ社提供）．

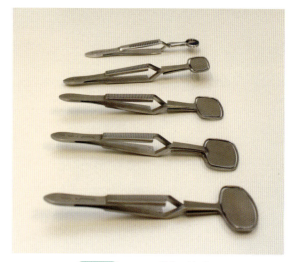

図2　クリップ式の挟瞼器
こちらもサイズがさまざま存在するが，締め具合の調整ができないため，個人的には使用していない（イナミ社提供）．

ここからスタート！眼形成手術の基本手技

2 器具の選び方

C バイポーラの選び方

松浦峻行，今川幸宏

　術中の止血のためにはバイポーラ鑷子が必須である．バイポーラ鑷子にはさまざまな形状があるが，眼形成手術ではバヨネット型のバイポーラ鑷子を使用することが多い．
　白内障手術などで用いられる，先端が点で合うタイプのバイポーラ鑷子(図1)は凝固できる範囲が狭く，眼瞼手術では効率が悪い．一方でバヨネット型のバイポーラ鑷子(図2)は先端が面で合うため，効率よく凝固することができる．また，バヨネット型であれば，眼瞼だけでなく眼窩深部まで幅広く対応することができる点でも有利となる．

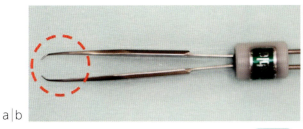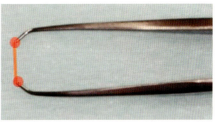

図1
a：白内障手術などで用いられるバイポーラ鑷子
b：先端が点で合うため凝固範囲が狭い．

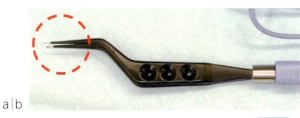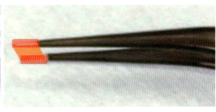

図2
a：バヨネット型バイポーラ鑷子
b：先端が面で合うため効率よく凝固できる．

ここからスタート！
眼形成手術の
基本手技

3
眼瞼の手術デザイン

ここからスタート！眼形成手術の基本手技

3 眼瞼の手術デザイン

A 上眼瞼

①皮膚弛緩症：若年時に一重瞼だった症例の上眼瞼皮膚切除デザイン

鹿嶋友敬

　若い時に一重瞼であった眼瞼皮膚は，生来垂れていたものが加齢とともにさらに垂れ下がって視野障害をきたし，前頭筋を使うことによって前額部のしわができる．手術の目的は眼瞼皮膚が垂れ下がることの改善であるから，皮膚の切除を行うことと同時に再び皮膚が垂れ下がることを防止する目的で重瞼を作成するのが理想的である．皮膚切除の場合に重要なポイントになるのが，どのくらいの幅・高さで皮膚を切除するか，ということであろう．

　美容医療であれば患者の年齢層が若く，皮膚切除量は少なくて済む．しかし本書をお読みいただいている諸兄は保険診療での手術を目指していると推察するので，むしろ高齢者の大きくたるんだ皮膚の切除デザインの方法を示したいと思う（図1〜5）．

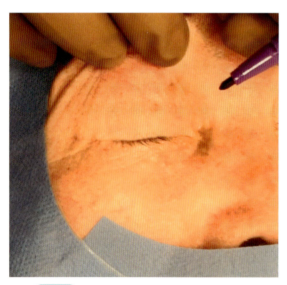

図1 眼瞼皮膚を上方に引き上げたところ

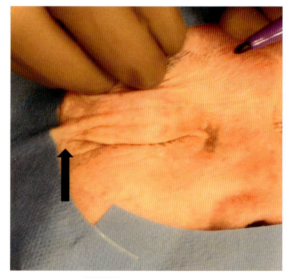

図2 押し下げたところ

瞼縁の皮膚は垂れ下がり，生来の重瞼線はないことがわかる．上眼瞼のしわは2本あるが，これは重瞼線ではなく，余剰皮膚によって形成されたものである．このようなしわは術後も残存する可能性が高いため，希望に応じて切除するとよい．もともと一重瞼の場合には眉毛を押し下げると皮膚も下がる．その押し下がったすべてを切除するべきである．本症例では外側のドレープ近くまで皮膚が下がっている（矢印）．図4, 5と見比べてほしい．

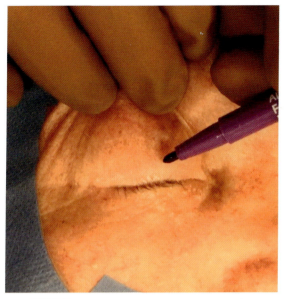

図3 最初に睫毛上 5 mm でラインを引く
皮膚はしっかり伸ばした状態でデザインする.

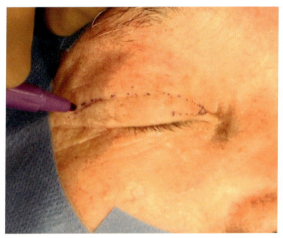

図4 切除範囲を外側まで伸ばす
図 2 で示したが,眉毛を押し下げて余剰皮膚のしわができたところまで切除する.具体的には外眼角から 15〜20 mm 外側まで切除するべきである.

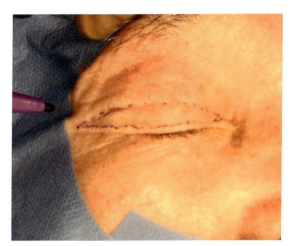

図5 デザイン終了時
外眼角から 15〜20 mm 程度外側までしっかり切り取るデザインになっている.外眥部のしわ(crow's feet)を下方に越えてデザインしないこと

　また重瞼の印象は成功の大きな鍵となる.あまり幅広い重瞼は日本人らしくない顔貌につながってしまうため,個人的にはやや控えめの印象になるようなデザインをお勧めしている.

1 切除デザイン　下縁

　もともと重瞼がない症例のデザインの場合,その下縁は初心者では一律睫毛上 5 mm(瞼縁から 7 mm)程度に設定するのがよい(図3).慣れてきたら徐々に広げることもできるが

あまり広すぎる重瞼を作ると重瞼から瞼縁側の皮膚が再度たるんでくるし，もともと一重瞼であった顔貌が変化しすぎてしまい社会生活に影響を与える可能性があるからである．重瞼の作成方法は，内外側の計3か所で皮下組織と瞼板前組織を縫合して連結すると自然な仕上がりになる．

2 切除デザイン　上縁

　上縁をどこまで切除するかということは悩ましい問題である．特に眼瞼皮膚のたるみは眉毛の挙上・下垂によって相対的に量が変化するため，術前から完全に予測することは不可能である．眼瞼に細かいしわがあり多重瞼のようになっている場合，そもそもしわができているということは，皮膚の余剰がその部位まで存在していることを意味するため，しわも含めて切除することが望ましい（図2）．切除しないと，術後にも予測しないしわとして残ってしまう可能性があるからである．心配であれば起座位で正面視したときに瞼縁がどこまで上がっているかをみて，瞼縁と同等の位置を皮膚面にマーカーでプロットする（図6）．創部の内出血や麻酔の過量投与でも起こらなければ眉毛の位置は術後に挙上量が増えることはないはずであるので，これで物理的な過剰切除は防ぐことが可能である．

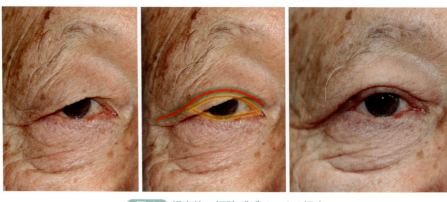

a|b|c

図6　起座位で切除デザインする場合
瞼縁の形状をイメージしながら（オレンジ線），その瞼縁の直上のラインを引く（赤線）とこれが切除の上縁のデザインとなる．
　a，b：術前　　c：術後3か月

3 切除デザイン　外側

　外側をどこまで切除するかということは，上縁と同様に悩ましい問題である．初心者にとって切除幅を大きくすることはそれだけ止血や縫合の手間が増えるということになるので，できるだけ小さく切除を行いたいと考えるのは自然であろう．しかし皮膚弛緩があると，視野の確保のために眉毛挙上をきたしている症例が多い．手術によって皮膚弛緩や眼瞼下垂が改善し眉毛が下がると，眉毛の下の眼瞼皮膚のパーツがすべて下がる．もちろん瞼裂の部分だけでなく外側の皮膚も弛緩するのである．このため瞼裂の部分のみの切除にとどめた場合，眼瞼外側の皮膚弛緩が残ってしまうどころか，むしろ術後に目立つようになる場合がある．このため眉毛を用手的に上下させ，眉毛の移動に伴ってしわができる部

位まで切除するとよい(図1, 2).経験上,具体的には外眼角から外側に15〜20 mm程度伸ばして外側の皮膚も十分に切除するとよい(図4, 5).外側のデザインで重要な注意点がもう1つあり,それは下縁の切除ラインの位置である.外眥部下縁のデザインは外眥部のしわ(crow's feet)から5 mm程度頭側でデザインし,外眥部のしわを下方に越えてはならない(図5).高齢者の場合には皮膚のみならず顔面全体の弛緩が強いため弛緩だけを考えてデザインするとついつい水平のしわを越えて下方にデザインしてしまう可能性があるが,そのように切除すると外眥の縮小を招きかねないので留意されたい.

3 眼瞼の手術デザイン

上眼瞼

②皮膚弛緩症：若年時に二重瞼だった中高年のデザイン

田邉美香

1 二重瞼のできる仕組み

図1に上眼瞼の解剖図を示す[1]．開瞼によって挙筋腱膜と眼窩隔膜が後方に引き込まれると眼瞼の皮膚は隔膜から離れて垂れ下がる．ホワイトラインから皮膚に向かう穿通枝（aponeurosis の前層）が発達していると，開瞼に際して瞼板前面の皮膚は瞼板の動きに合わせて上方に移動する際に，滑り落ちてくる隔膜前部の皮膚と持ち上がる瞼板前部の皮膚のつなぎ目で皮膚が折れ曲がることになり二重瞼になる（図2）．

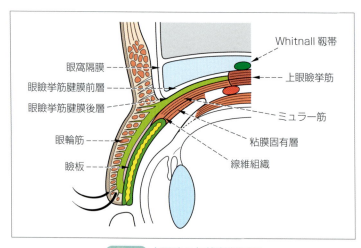

図1　上眼瞼の矢状断断面図

上眼瞼挙筋腱膜は，Whitnall 靱帯のやや遠位部で上眼瞼挙筋から起始し，扇状に広がって瞼板に付着する．上眼瞼挙筋腱膜は前層と後層の2層から構成され，前層は眼窩隔膜と眼輪筋下に連続する．後層はミュラー筋の前面に位置し，瞼板下方1/3の部位で上眼瞼瞼板に付着する．

（文献1より一部改変して引用）

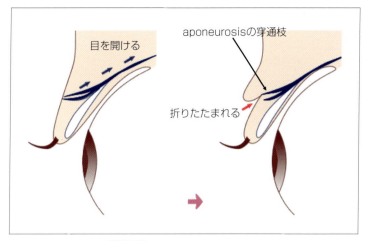

図2 二重瞼のできる仕組み

開瞼によって挙筋腱膜と眼窩隔膜が後方に引き込まれると眼瞼の皮膚は隔膜から離れて垂れ下がる．ホワイトラインから皮膚に向かう穿通枝（aponeurosis の前層）が発達していると，開瞼に際して瞼板前面の皮膚は瞼板の動きに合わせて上方に移動する際に，滑り落ちてくる隔膜前部の皮膚と持ち上がる瞼板前部の皮膚のつなぎ目で皮膚が折れ曲がることになり二重瞼になる．

2 眉毛位置と pretarsal show について

　二重瞼の幅を決定する因子として，睫毛や瞼縁から二重瞼線までの距離も大切だが，眉毛の位置も大いに関係している．図3，4 のように，正面視で上眼瞼睫毛から皮膚皺までの長さを pretarsal show というが，二重瞼の幅が同じでも皮膚がどの程度覆うかによって見かけの二重瞼幅は変わってくる．さらには眉毛の位置によっても pretarsal show は変化する．特に，眼瞼下垂手術と余剰皮膚切除を同時に行う場合，術後に眉毛の位置が下がると，余剰皮膚は多くなり，二重瞼の幅は狭くなる傾向にあるので，それを見越して皮膚切除を行うのがよい．

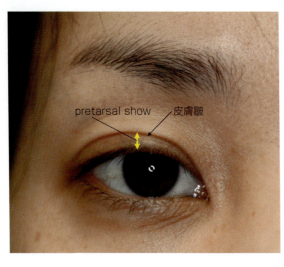

図3 Pretarsal show
正面視で上眼瞼睫毛から皮膚皺までの長さをpretarsal show という．二重瞼の幅が同じでも皮膚がどの程度覆うかによって見かけの二重瞼幅は変わってくる．

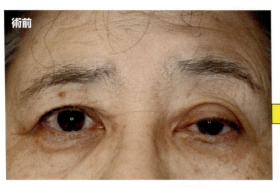 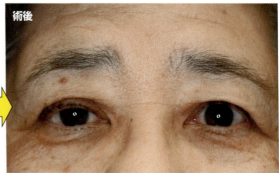

図4 眉毛位置と pretarsal show について
術前に眼瞼下垂の強い側の眉毛の位置が高く，術後に眉毛の位置が下がる（＝皮膚が余る）ことが多い．

3 術前の説明について

図5に示すように，二重瞼作成における左右差の原因には，術者側の技術的な問題，すなわちデザインの問題や術者の癖，および患者側の眼瞼の問題，すなわち術前から存在するさまざまな左右非対称のうち手術によって改善しないもの，内眼角や蒙古襞などがある．上眼瞼の皮膚のたるみに強く影響する眉毛位置や，瞼裂高に影響する挙筋力，睫毛内反に影響する瞼縁における余剰皮膚・眼輪筋量は，術後の重瞼の左右差に大きくかかわるため，術者はそれらを把握し説明しておく必要がある．

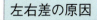

図5 二重瞼に関するインフォームドコンセント

二重瞼作成における左右差の原因には，術者側の技術的な問題，すなわちデザインの問題や術者の癖，および患者側の眼瞼の問題，すなわち術前から存在するさまざまな左右非対称のうち，手術によって改善しないもの，内眼角や蒙古襞などがある．

4 瞼縁皮膚切除と眉毛下皮膚切除の使い分け

　上眼瞼皮膚切除の術式は，皮膚切除の部位によって瞼縁皮膚切除術と眉毛下皮膚切除術の2通りに分けられる．瞼縁皮膚切除術とは，重瞼線付近で余剰皮膚を切除する方法であり，二重瞼作成を同時に行え，切開線が二重瞼線となるため創が目立たないというメリットがある．しかし，眼瞼の皮膚は全身の皮膚のうち最も薄く，その眼瞼皮膚を切除すると，再建した眼瞼は必然的に厚ぼったくなるというデメリットもある．一方，眉毛下皮膚切除術とは眉毛下で余剰皮膚を切除する方法であり，本邦では2003年頃から形成外科を中心に広がった術式[2]である．デザインのしかたによっては縫合創が目立つ可能性があるので後述するような工夫が必要である．

　眼科で主に施行されているのは瞼縁皮膚切除だが，皮膚の厚い症例や二重瞼になりたくない症例，耳側の余剰皮膚が特に多い症例（いわゆる三角目）などは，眉毛下皮膚切除のほうが望ましい．

　両者とも皮膚を切除して縫合するという手技的には決して難しくはない手術だが，眼瞼という整容的に重要な場所であるため，症例による術式の選択とそのデザインが患者の満足度に大いにかかわる大切なポイントである[3]．

5 若年時に二重瞼だったが，完全に一重瞼になっている場合

　若年時に二重瞼だったが，完全に一重瞼になっている症例は，前項の「若年時に一重瞼だった症例の上眼瞼切膚切除デザイン」（p.24）に準じてデザインする．注意すべき点は，若年時のようにはっきりした二重瞼が希望の場合は，睫毛からの距離を5〜7 mm程度とり，

しっかりアンカリング（穿通枝の再建）を行うことが重要である．睫毛から切開線までの距離が短く，術後に余剰皮膚が覆うと腫れぼったい眼瞼になるため注意を要する（図6）．

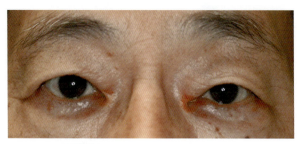

図6　二重瞼の幅と腫れぼったさ
睫毛から切開線までの距離が短く，術後に余剰皮膚が覆うと腫れぼったい眼瞼になるため注意を要する．

6　若年時に二重瞼で，現在も二重瞼が残っている症例

　皮膚を自然に伸展させた状態で，瞼縁側は瞼縁睫毛から 5～7 mm の部位に重瞼切開線をデザインする（図7-a）．日本人ではあまり高い重瞼線は好まれず，また低くしすぎると腫れぼったくなる．眉毛の下垂や挙上のない状態で，睫毛・眉毛が動かずに測定できる余剰皮膚の 2/3 を切除するようにし，紡錘型にデザインする．耳側は余剰皮膚の程度に応じて外眼角から 10～15 mm まで伸ばしてデザインし，皮膚の襞に沿ってやや切り上げる．外眥部の皺（crow feet）を超えてデザインしないように注意する．

　デザインした範囲の皮膚と眼輪筋も同時に切除する．余剰皮膚切除後，縫合前の写真を図7-b に示す．

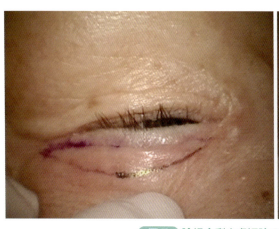 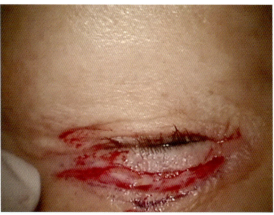

図7　瞼縁余剰皮膚切除の術中所見（surgeon's view）
a：皮膚を自然に伸展させた状態で，瞼縁側は瞼縁睫毛から 5～7 mm の部位に重瞼切開線をデザインする．
b：デザインした範囲の皮膚と眼輪筋も同時に切除する．

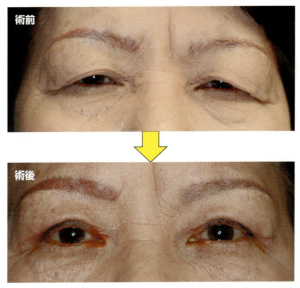

図8 若年時に二重瞼であった症例に対し，瞼縁皮膚切除術を行った症例(70歳代，女性)

図8に若年時に二重瞼であった症例に対し，瞼縁皮膚切除術を行った症例を示す．

文　献

1) 柿崎裕彦：手術治療からみた眼瞼解剖．臨眼．62：1939-1944，2008．
2) 林　寛子ほか：眉下皺取り術の効果．日美外報．25：114-118，2003．
3) 田邉美香：上眼瞼皮膚切除．眼科グラフィック．4：436-440，2015．

ここからスタート！眼形成手術の基本手技

3 眼瞼の手術デザイン

A 上眼瞼

③多重瞼の場合のデザイン： 老年者の眼瞼皮膚弛緩の場合・外眥のデザイン

野口三太朗

はじめに

　重瞼ラインの内部は眼瞼挙筋の末端が眼輪筋，皮下に連絡することで重瞼ラインができているという理解は非常に大事である．つまり，開瞼時に挙筋に引っ張られて眼輪筋，皮下が巻き込まれることで重瞼ラインが形成される（図1）．重瞼ラインの修正，作成もこの考え方を守ればどのような場合でも対応できると考えられる．

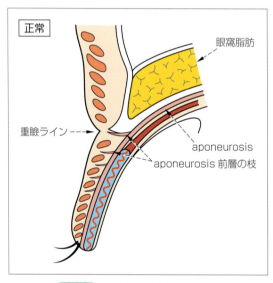

図1　正常上眼瞼の重瞼ライン

1 多重瞼となっている眼瞼下垂

　一番頭側にある深い重瞼ラインが元の重瞼ラインであることが多い（図2）．つまり，この下に外れたホワイトラインがあることが多く，このラインまで展開が必要であることが予想される．その瞼縁側にある多重の重瞼ラインは皮膚の延長による二次性のものであることが多い．

　デザインは頭側の重瞼ラインを上端とし，瞼縁側は本人の希望も聞きながら決定する．日本人の重瞼は睫毛から約5 mm（男性4 mm，女性6 mm）が理想的なことが多い．

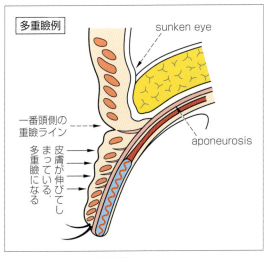

図2 多重瞼例

2 両眼ともに多重瞼を認める例

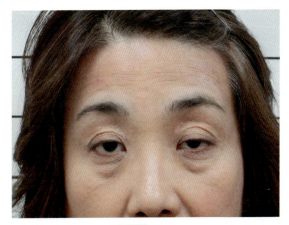

図3 術前

両眼とも一番頭側の重瞼ラインを切開線とする．瞼縁側切開線は患者の希望にもよるが睫毛の生え際より約5 mmがちょうどよい重瞼幅となることが多い．その間の皮膚は下垂に伴った延長した皮膚と考え切除する．

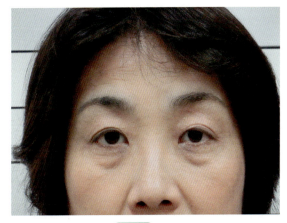

図4 術後

多重瞼は消失．MRDも両眼とも4 mmとなり左右差も認めない．延長した皮膚も同時に切除することにより，術後の皮膚にはりができ，若返った印象を得られる．

3 Sunken eye

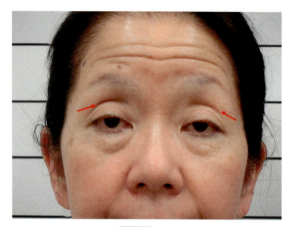

図5 術前
Sunken eye（赤矢印：眉毛の下にあるくぼみ）が両眼瞼にみられる．Sunken eye は aponurosis が大きく外れているような症例（眉毛～瞼縁間の距離が増大），多重瞼症例，眼窩脂肪の萎縮（加齢，緑内障の点眼薬による），眼窩脂肪(periglobular fat)の下方向への rotation 症例に多く認められる．

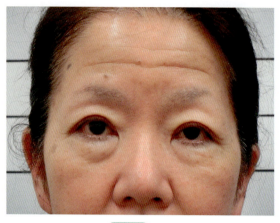

図6 術後
挙筋前転を行うことで，sunken eye の改善を認める．挙筋前転すると眼窩隔膜，眼窩脂肪も前転するためである．前頭部のしわをみると努力開瞼が消失している様子が認められる．

4 左右差のある多重瞼の症例

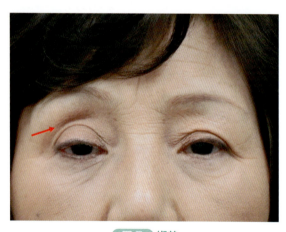

図7 術前
右眼のみ非常に高い位置に最上部重瞼があるが，この部分が皮膚切開の上縁になる．よく診察すると右下垂のため，右の努力開瞼と眉毛挙上を認めるために眉毛～眼瞼距離が広くなっていることがわかる．右眼のみ深い sunken eye（赤矢印）となっている．眼瞼外側皮膚の弛緩は強くないため元の重瞼ラインをそのまま切開線とする．手術は両側同時の下垂手術を行うのが望ましい(右のみを行うと左がヘリングの法則で下垂するため)．

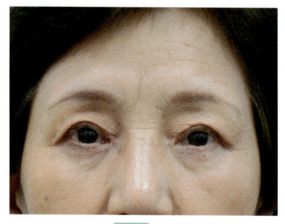

図8 術後
MRD の両眼の改善と多重瞼の消失を認める．眉毛挙上，努力開瞼，眉毛高の左右差も改善．Sunken eye も消失している．両側同時手術することにより挙上の左右差も調整することが可能となる．

5 老人性皮膚弛緩

　高齢になると上眼瞼皮膚がへの字のように垂れてきて眼球を覆うようになる．特に上眼瞼外側の皮膚の垂れ下がりが強く起こり，耳側の視野が妨げられる．これは前頭筋の停止部が眉毛外側よりも内側で終わっているために，眉毛外側部の皮膚が重力に従って下垂しやすいのである．

6 麻酔

　エピネフリン含有2%リドカイン9 ml＋7%メイロン® 0.5〜1 mlを混ぜたものを局所麻酔として用いる．
　約3 mlを皮下に注入する．できるだけ皮膚と眼輪筋の間に注入することを意識する．注入量を多めにすることで皮膚が膨満し，皮膚切開が容易になる．注射針は南部化成の薄肉針の31 G，または34 Gがおすすめである．外径は31 Gでありながら，内径が広いため，一般的に用いられている30 Gよりも注入が容易で刺入痛が少ない．

7 デザイン

　余剰皮膚は必ず左右差があるため，左右全く同じデザインになることはありえない．デザインのポイントは座位で行うことである．仰臥位で行うと弛緩した皮膚が頭側，外側に逃げるためである．
　まずは皮膚切除の上端線（頭側ライン）のマーキングを行う．座位にて眉毛挙上を抑制した状態で開瞼してもらい，理想の重瞼ラインがどこにくるかを確認し，その理想ラインをマーキングする．これが頭側の切開線となる．眉毛挙上は無意識に行われていることもあるため，指で少し眉毛を押さえながら確認するのがよい．かぶった皮膚の下に隠れた重瞼ラインを想像し，皮膚切除の上端線である瞳孔中心ライン付近内の高さをマーキングする（図9）．
　内側と外側は，筆者は仰臥位の状態でマーキングを行う．外側は皮膚の可動性を考慮する必要がある．前述のように外側は皮膚が重力に従って下垂しやすく，皮膚切除後は前頭筋の緊張がとれることで，眉毛が本来の位置に下垂するため，さらに下垂しやすい．仰臥位で，外側の皮膚を上下させることで術後にどの程度まで落ちてくるのかを想像して，自然に皮膚が動く範囲で，眉毛付近を指で軽く下垂させながらデザインする．
　内側は皮膚割線に沿って，瞼裂内側端へつなげる．瞼縁側は睫毛の生え際より瞼裂中央部で5 mm，鼻側は4.5〜4 mm，耳側は5 mmが日本人女性には理想的な位置であることが多い（図10-a）．術前に患者と相談のうえ重瞼幅を決定する．切開線は鼻側では3 mm，耳側では5 mm程度瞼裂よりも長く設定する必要がある．皮下血管の透過しなくなるラインが切開ラインと考えてよい（図10-b）．このラインで切ることで薄い皮膚を温存でき，皮下の血管も無用に切ることがなくなるため非常に理にかなっている．外眼角部はカラスの足跡（crow's feet）まで伸ばすため，そのラインに沿って頭側にやや跳ね上げるデザインとなる（図10-c）．アジア人は耳側の皮膚が垂れやすいため，最終的なデザインは紡錘形ではなく，耳側が膨らんだ形となる（図10-d〜f）．

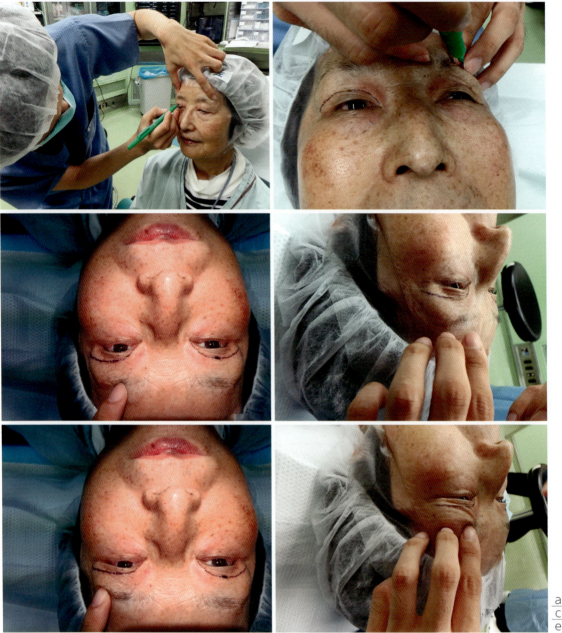

図9

a：座位にて正面からマーキングする．ポイントは耳側眉毛を押さえ，眉毛挙上のない状態でマーキングを行うことである．このときには頭側切開予定ラインの角膜中心部のみを行う．

b：次に，仰臥位にする．この段階で，座位でのマーキングを基準として予定切開ラインを決める．筆者はまず頭側を決定する．

c，d：眉毛を少し持ち上げた状態．眉毛を触っていない反対側を見てわかるように，仰臥位ではかなり眉毛が挙上した状態となっている．

e，f：眉毛を押し下げ，前頭部のしわがない状態まで押し下げる．眉毛の可動域を確認し，前額部がリラックスした状態をつくり，頭側予定切開ラインを作成する．

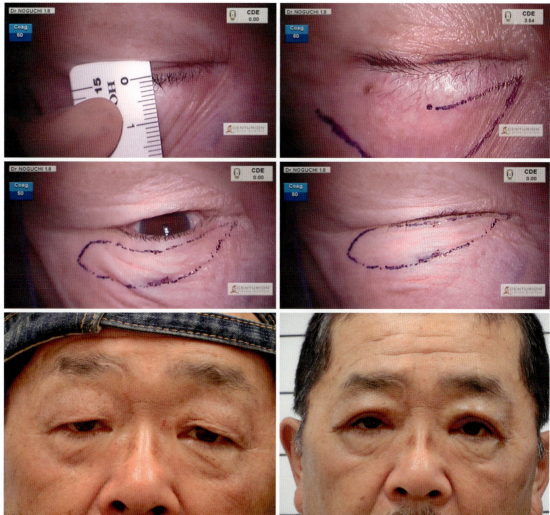

図10

a：睫毛の頭側の生え際のラインから約5mmで瞼縁側予定切開ラインを決定する．
b：皮膚が薄く皮下の血管が透き通って見えるところと，見えなくなるところの境目（女性では1mm頭側）が，予定切開ラインになることが多い．
c：外眼角部はカラスの足跡（crow's feet）に沿って跳ね上げ，頭側の切開ラインにつなげる．
d：アジア人は最終的なデザインは耳側が膨らむ水玉型になりやすい．
e：術前
f：手術1週間後

ここからスタート！眼形成手術の基本手技

3 眼瞼の手術デザイン

A 上眼瞼

④睫毛側切開の挙筋短縮と眉毛下皮膚切除の二段階手術に分けたほうがよい症例

今川幸宏

　眉毛下皮膚切除の選択が望ましい眼瞼皮膚弛緩に，腱膜性眼瞼下垂を合併している場合には，睫毛側切開の挙筋短縮と眉毛下皮膚切除の二段階手術に分けたほうがより良い結果を得ることができる．

1 眉毛下皮膚切除を選択することが望しい症例とは？

　重瞼線切開から皮膚を切除する上眼瞼形成術は，挙筋短縮術と同時に施行できるメリットがあるが，本来重瞼を形成すべき薄い皮膚を切除するため，術後に腫れぼったい印象が出る（図1），外側の弛緩が目立つ症例では，外側が低矯正になる（図2）といった欠点がある．すなわち，元のまぶたが厚く腫れぼったい症例，外側の弛緩が目立つ症例では，眉毛下皮膚切除術を選択することが望ましい（図3）．

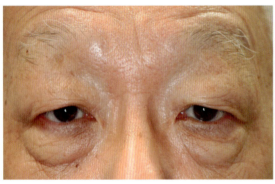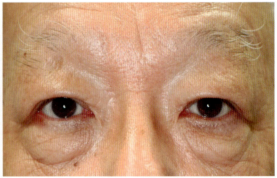

図1 術後の腫れぼったさ
元のまぶたが厚く腫れぼったい症例に上眼瞼形成術を施行すると，術後に腫れぼったい印象が増す．
　a：術前　　b：術後

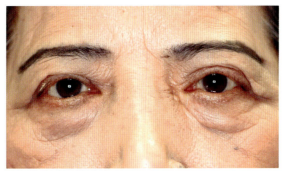

図2 外側の低矯正

他院で施行された上眼瞼形成術後．外側の低矯正が目立つ．

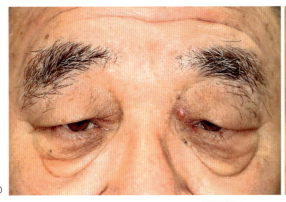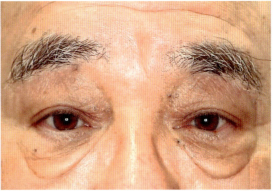

図3 眉毛下皮膚切除術の経過

まぶたが厚く腫れぼったい症例，外側の弛緩が目立つ症例では，眉毛下皮膚切除術を選択することが望ましい．
　a：術前　　b：術後

2 挙筋短縮術と眉毛下皮膚切除術，どちらを先に施行するか？

　先に挙筋短縮術を施行すると，術後の眉毛下降による皮膚弛緩の変化を加味して余剰皮膚を切除できる．一方，先に眉毛下皮膚切除術を施行すると，わずかな低矯正であれば挙筋短縮術を施行する際に微調整できる．どちらにも利点があるため，手術の優先順位に正解はないが，筆者は腱膜性眼瞼下垂と眼瞼皮膚弛緩の状態を比較し，より視機能の悪化に影響を与えているほうを先に治療するようにしている．なぜなら，この方針に従うことで，患者の術後満足度はより高いものになると考えているからである．

3 眉毛下皮膚切除術のデザイン

挙筋短縮術と眉毛下皮膚切除術の二段階手術に分ける場合，基本的には挙筋短縮術時に皮膚切除は行わない．ここでは，筆者の眉毛下皮膚切除術のデザインについて解説する（図4～7）．

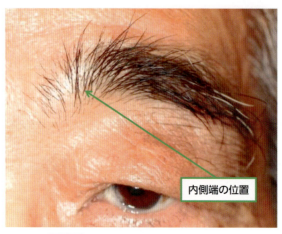

図4 Step①内側端の位置を決める

内側端は，眉毛の毛流が横向きに変化する辺りからスタートする．

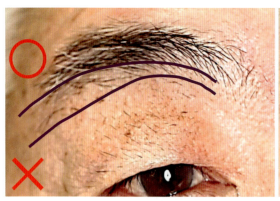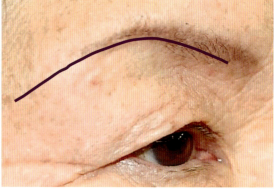

a|b

図5 Step②内側端から眉毛に沿って上辺を描く

眉毛と上辺の位置関係は，「眉毛のパターン」によって異なる．お手入れしていない眉毛では，上辺は外側の産毛を切除するように描く．アートメイク・眉墨がある場合は，上辺をその下縁に一致させる．外側端の位置は定量後に決めるため，外側は皮膚割線に合わせて長めに引いておく．

a：お手入れしていない眉毛
b：アートメイク・眉墨

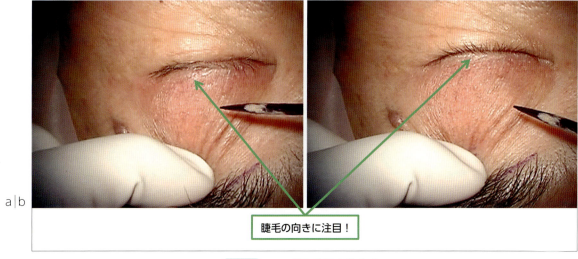

睫毛の向きに注目！

図6 Step③切除幅を決定する

仰臥位で軽く閉瞼させた状態で，マーキング予定箇所を用手的に上辺の位置までずらしてみる．ずらした状態で睫毛の向きを確認し，睫毛が少し立ち上がる程度の場所でマーキングする．上辺からこのポイントまでを，適当な切除幅とする．

　a：切除幅が適当　　b：切除幅が不足

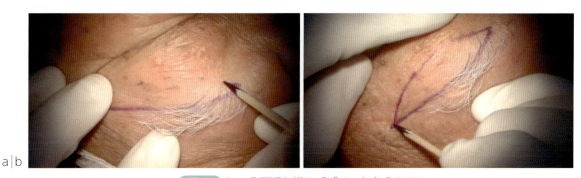

図7 Step④下辺を描きデザインを完成させる

Step③の要領で，下辺の位置を数か所マーキングする．外側端の位置は，上辺と下辺が自然に交差する位置とする．Dog ear を形成しないよう，外側端の角度は鈍角にならないよう心がける．

　a：下辺のマーキング　　b：外側端の位置を決める．

A．上眼瞼

ここからスタート！眼形成手術の基本手技

3 眼瞼の手術デザイン

A 上眼瞼

⑤再手術の場合

今川幸宏

上眼瞼の手術で再手術が必要になるケースとしては，①眼瞼挙筋短縮術や上眼瞼形成術の結果が低矯正になった場合，②予定外重瞼線の形成など，手術合併症を生じた場合，③既往の手術で作成した重瞼の高さが低すぎる，あるいは高すぎる場合，などが挙げられる．①，②に関しては，初回手術で作成した重瞼の高さに問題がなければ，既存の手術痕に沿って切開すればよいため，デザインは問題にならない．本稿では，③のパターンにおける再手術のデザインについて解説する．

1 作成した重瞼の高さが低すぎる場合

作成した重瞼の高さが低すぎると，わずかな皮膚弛緩であっても余剰皮膚が瞼縁を乗り越えるため，視界の妨げとなってしまう(図1)．また，ほとんどの場合は奥二重瞼になるため，特に女性では整容的な満足度は低くなることが多い．このケースの再手術のデザインは難しくなく，既存の重瞼は無視して，適切な位置(瞼縁から6〜8 mm)に新たに重瞼を作成すればよい(図2)．

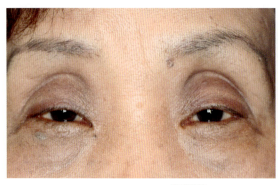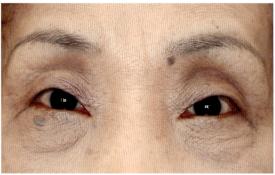

a|b

図1 作成した重瞼の高さが低すぎる場合

両側眼瞼挙筋短縮術の術前後．作成した重瞼の高さが低すぎるため，余剰皮膚が瞼縁を乗り越え，視界の妨げとなっている．
a：術前　　b：術後

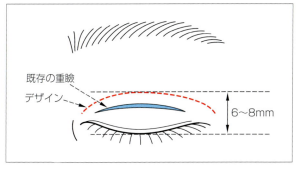

図2 再手術のデザイン

既存の重瞼を無視して，適切な位置（瞼縁から6〜8 mm）に新たに重瞼を作成する．

2 作成した重瞼の高さが高すぎる場合

　作成した重瞼の高さが高すぎる場合は，余剰皮膚が問題となることは少ないが，太すぎる重瞼幅による不自然な外観が問題になる（図3）．また，重瞼が形成されずになくなってしまうと，まぶたに傷だけが残ることになる（図4）．このケースでは，適切な位置に新たに重瞼を作成すると，2本の重瞼線ができて3重瞼となってしまうため，既存の重瞼線を切除する，もしくは目立たなくする必要がある．皮膚に余裕がある場合は，既存の重瞼線を切除すればよく，新たな重瞼の位置から既存の重瞼線を含めて皮膚を切除するようにデザインする（図5, 6）．皮膚に余裕がない（目安として，既存の重瞼線から眉毛下縁までの距離が20 mmを下回る）場合は，既存の重瞼線を目立たなくしつつ，新たに重瞼を作成する必要があるが，この手術は特別な手技を要するため，専門施設へコンサルトしたほうがよい．

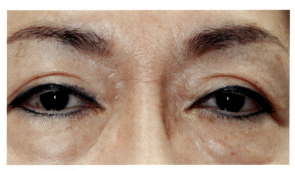

図3 太すぎる重瞼幅による不自然な外観

作成した重瞼の高さが高すぎる（瞼縁から12 mm）ため，太すぎる重瞼幅による不自然な外観を呈している．

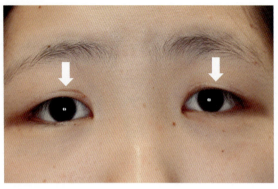

図4 重瞼の消失により,まぶたに傷が残った状態

両上先天睫毛内反に対するHotz変法の術後.作成した重瞼の高さが高く,かつ重瞼が消失してしまったため,まぶたに不自然な傷が残ってしまっている.

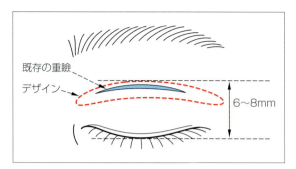

図5 再手術のデザイン

皮膚に余裕がある場合は,新たな重瞼の位置から既存の重瞼線を含めて皮膚を切除するようにデザインする.

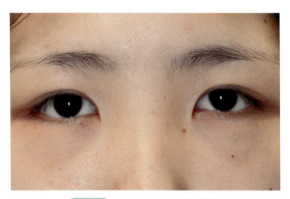

図6 図4の症例の再手術後

本症例は皮膚に余裕があったため,図5の方法でデザインをして修正した.

コラム

挙筋短縮術と同時に皮膚切除を行う場合の皮膚切除デザイン

鹿嶋友敬

　本書をお読みいただいている諸兄の主な対象疾患である保険診療では，その対象者は高齢者が多く，眼瞼下垂として来院されても必然的に皮膚弛緩を合併している確率は高い．このため挙筋短縮術を単独で行うことはむしろ少数であり，多寡によらず皮膚切除を同時に行うことが多い．デザインの基本は「若年時に一重瞼だった症例の上眼瞼皮膚切除デザイン」の項(p.24)で記載させていただいたとおりであるが，挙筋短縮術を同時に行う場合には眉毛挙上の改善が得られる可能性が高く，その分だけ皮膚切除量を多くする必要がある．眉毛挙上は無意識に行われていることが多いため，眉毛の正常の位置を知る必要がある．正常であれば眉毛の位置は眼窩の上縁のちょうど前面に位置する．眉毛挙上のある症例では，軽く閉瞼すると眉毛は正常の位置に戻るので，閉瞼させて眉毛の位置の変化があるかどうか調べるとよい(図1)．

　眉毛が下垂する症例の場合には普段は眉毛挙上をしているということであるから，手術後に眉毛の位置が正常化する前提で皮膚の切除量を決めなければならない．ここで問題になるのが，眉毛の形とそれを支える前頭筋である．前頭筋の形状は個体差のみならず左右差があることが知られており，いわゆる下がり眉，上がり眉の原因となっている．これに合わせて手術デザインを考える必要がある．つまり閉瞼時に眉毛外側が大きく下がってくる場合には眼瞼外側の皮膚切除幅を大きくする必要があり，結果デザインは内側よりも外側で広がった形になる(図2)．一方で眉毛外側の位置にほとんど変化がない場合には眼瞼

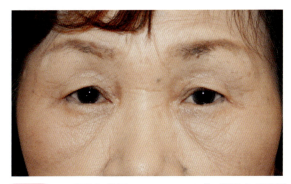

図1 眉毛外側が挙上しているタイプの眼瞼皮膚弛緩

眉毛外側がしっかり挙上しているため，眼瞼外側の余剰皮膚は多くない．しかし眉毛の位置は眼窩上縁よりもかなり上にあり，眉毛挙上を行っていることがわかる．術後に眉毛が下がることの想定をしておかないといけないケースで，閉瞼させて眉毛の位置変化をみるとよい．

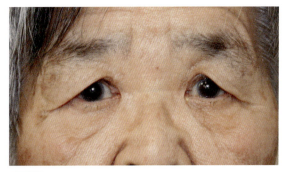

図2 眉毛外側が下垂しているタイプの眼瞼皮膚弛緩

眉毛外側が内側に比較して下垂しているため，眼瞼外側の皮膚弛緩が非常に強い．このような場合には，眼瞼外側の皮膚切除量は多く取ったほうがよい．

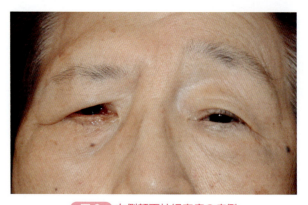

図3 右側顔面神経麻痺の症例

右前頭筋麻痺により眉毛下垂を伴っている．右はむしろ眼瞼下垂となっている．眼瞼外側の皮膚を左右で比較すると，右の余剰皮膚が多いことが理解される．眉毛が下がるかどうかによってデザインが変わるであろうことが推察される．

中央部の切除量と同程度の切除デザインとなる．このように眉毛挙上の有無を術前に評価しておくことが重要である（図3）．

　実際のデザインは「若年時に一重瞼だった症例の上眼瞼皮膚切除デザイン」の項でも記載したとおり，切除量の決定は起座位で行うとよい．皮膚切除のみであれば，正面視したときに瞼縁がどこまで上がっているかを見て，それと同等の位置を皮膚面にマーカーでプロットする，というように記載したが，挙筋短縮を同時に行う場合には，挙筋短縮後に瞼縁の上がり方がどの程度になるかを想像したうえで，少し切除量が多めになるようにする．ただ，術後にどこまで眉毛が下がるかは実際に手術後になってみなければわからないため，初心者のうちはやや控えめくらいが望ましい．皮膚切除しすぎると，重瞼部の瘢痕が露出するようになるため注意する．

コラム

霰粒腫の切開線について

高木健一，田邉美香

はじめに

霰粒腫はマイボーム腺に発症する慢性炎症性肉芽腫である[1]．ステロイド外用や局所注射の薬物療法も有効とされているが，外科的に切開・掻爬する場合もある．本稿では霰粒腫の外科的処置について述べる．

1 手術のアプローチについて

切開のアプローチは皮膚側から行う経皮的切開と，結膜側から行う経結膜的切開がある[1]．

1. 経皮的切開

皮膚に炎症が強い症例，眼瞼の前葉まで腫瘤が及んでいる症例や，横方向に大きい症例に選択される．術野を広くとれて摘出が容易である反面，皮膚に傷痕が残るという欠点がある．しかし眼瞼は皮膚が薄く傷跡が残りにくい部位であり，長期的には傷跡が問題になることはほとんどない．縫合や抜糸を要することが多いが，皮膚に炎症が及んで縫合が困難なときもある．眼瞼部は非常に血流がよく創傷治癒良好な部位であるため，径10 mm以内の上皮欠損は自然治癒する．腫瘤切除後に上皮欠損の状態で創傷治癒を待つ方法をopen treatmentと呼ぶ．

皮膚の割線に沿って瞼縁と平行に腫瘤の横径よりやや大きく切開する（図1）．

2. 経結膜的切開

皮膚に炎症が及んでいない症例，比較的腫瘤が小さい症例あるいは結膜側に突出した症例に選択される．障害されているマイボーム腺の直上からマイボーム腺の走行に沿った方向，つまり瞼縁に垂直に切開を加えて（図2-a, c），内容物を鋭匙で掻爬する．

赤外線反射光を用いた非接触型マイボグラフィーを撮影すると，病初期はさまざまな強度の反射を示すが，病歴が1か月以上の症例においては特に低反射の腫瘤として観察されることが多い．障害されているマイボーム腺が観察しやすく（図2-b, c），切開部位の参考となることがある[2]．

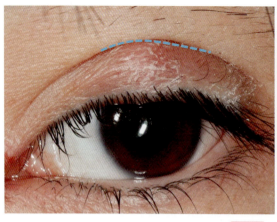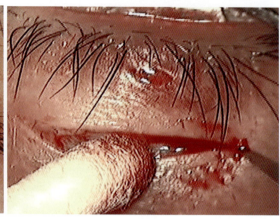

図1 経皮的切開
a：皮膚切開線デザインの1例．重瞼線を意識して瞼縁と平行にデザインする．
b：実際の皮膚切開（surgeon's view）

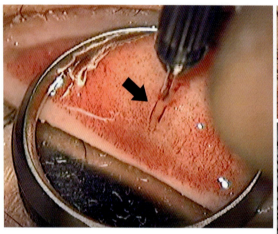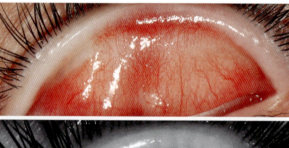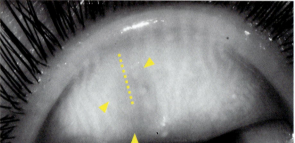

図2 経結膜的切開
a：瞼縁に垂直に切開する．切開線から粥状組織の一部が見える（surgeon's view）．
b，c：▲が腫瘤存在部位，点線が切開線．経結膜的切開において，通常のカラーではわかりにくい腫瘤(b)も，非接触型マイボグラフィー撮影すると局在が容易にわかる場合がある(c)．

2 注意点

検眼鏡的に霰粒腫に見える症例でも実際は異なる診断であることも少なくない[3)4)]．霰粒腫切開の際はこのことを常に頭の片隅において，処置にあたるのがよい．

通常の霰粒腫と術中所見が異なる場合，特に高齢者における同一部位の再発，腫瘤部に睫毛脱落を伴う例，粥状の内容物が少ない例では脂腺癌などの鑑別のため，組織学的検査を追加しておくべきである．

文 献

1) 小幡博人：霰粒腫摘出術・麦粒腫切開術. あたらしい眼科. 29：885-889, 2012.
2) 高木健一ほか：霰粒腫のマイボグラフィ所見. 臨眼. 70：1785-1788, 2016.
3) Doxanas, M. T., et al.：Sebaceous gland carcinoma. Arch Ophthalmol. 102：245-249, 1984.
4) Rawlings, N. G.,：Merkel cell carcinoma masquerading as a chalazion. Can J Ophthalmol. 42：469-470, 2007.

3 眼瞼の手術デザイン

B 下眼瞼

①下眼瞼・内反症のデザイン：先天性睫毛内反症

田邉美香

　睫毛内反症の主原因は下眼瞼牽引筋腱膜(lower eyelid retractors)前層の皮膚穿通枝が未発達なことであり，それに皮膚や眼輪筋の余剰が拍車をかけている[1]と考えられている．また，アジア人に特徴的な内眼角贅皮もその増悪因子となっている場合がある．

　小児の睫毛内反症に対し広く行われているHotz変法とは，皮膚切開後に睫毛下皮下組織と瞼板下縁を固定し，さらに余剰皮膚や眼輪筋を切除することで睫毛内反矯正を行う手術であり，原因から考えて理にかなった術式である．正しいデザインで確実に矯正縫合を行うことができれば再発は少ない[2]．

1 Hotz変法

　瞼縁皮膚を睫毛下2〜3mmの位置で切開後，眼輪筋を切除する(図1〜7)．皮膚切開位置が睫毛から遠すぎると内反矯正効果が弱くなるため注意が必要である．ついで，6-0ナイロンや7-0ポリプロピレンなどの非吸収糸で睫毛下の眼輪筋および真皮と瞼板下縁を通糸し，2〜3針埋没縫合する(図8〜9)．この時点で十分に睫毛内反が矯正できていることを確認し(図10)，余剰皮膚がある場合は皮膚切除も同時に行う．抜糸困難な小児での皮膚縫合は，7-0 PDS®Ⅱなどの吸収糸で皮下埋没縫合を行う(図11)．

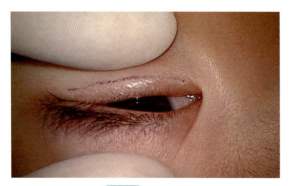

図1　デザイン

切開線のデザインは皮膚を伸展し睫毛下2〜3mmの位置となる．横幅は睫毛内反の範囲を若干超える長さとし，多くの症例では鼻側2/3程度となる．デザインは局所麻酔薬の注射により皮膚の伸展や変形が生じる前に行う．

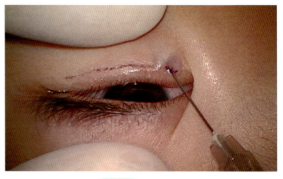

図2　局所麻酔

1％または2％エピネフリン含有リドカインを皮膚切開ラインより皮下に注入する．麻酔により眼瞼腫脹が強くなると内反症の程度を評価しづらくなるため一側に0.5〜1.0ml程度にとどめる．

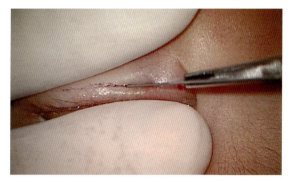

図3 皮膚切開

右手で切開する場合,左手の中指と示指全体を用いて切開線をはさむように固定する.皮膚面に対してメスを垂直にし,1刀目は一息に表皮または真皮まで切開する.切開から止血まで,左手の手指を離さずテンションを持続することで固定のみならず圧迫止血の効果も期待できる.

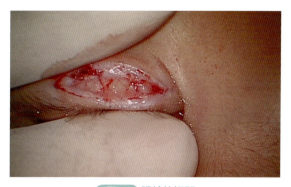

図4 眼輪筋切開

2刀目以降に1刀目と同一線上をなぞるようにして眼輪筋を切開する.

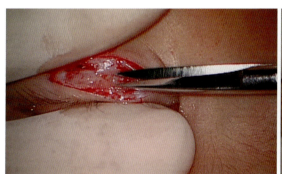
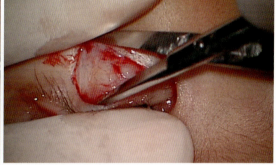

図5 眼輪筋下の剝離1

眼輪筋層の深部に剪刀を当てて開くことで,鈍的な眼輪筋下の剝離がある程度可能である.

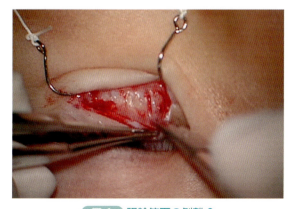

図6 眼輪筋下の剝離2

中村式釣針型開創鈎で切開創を下側に牽引して術野を展開し,左手で手前の皮下組織を把持し真上に牽引してテンションをかけ,瞼板下縁を越え睫毛根が透見できるまで眼輪筋下を剝離する.

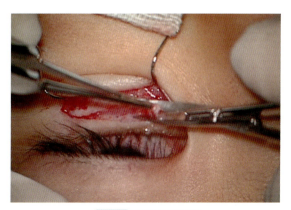

図7 眼輪筋の切除

切開部周辺の眼輪筋を切除することで内反症矯正効果が高まるが,切除しすぎると睫毛下皮下の通糸,縫合がやりにくくなるため注意を要する.

B. 下眼瞼

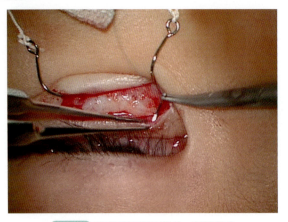

図8 睫毛下皮下の通糸，矯正縫合

眼輪筋だけに通糸するとテンションがかからないうえに外れにくく再発の原因となるため，真皮に通糸することを心がける．真皮への通糸は左手で皮膚を翻転し直視下に行う．正しく通糸できていればやや固く感じるはずである．

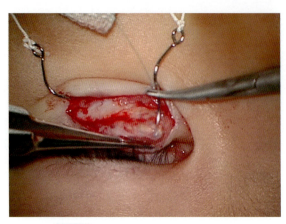

図9 瞼板下縁への通糸，矯正縫合

瞼板下縁を直視し通糸するが，わかりづらい場合は下眼瞼を翻転し，瞼結膜側から瞼板の位置を確認する．下眼瞼瞼板の高さは約5 mmである．固い物に通糸しているゴリゴリした感触があれば瞼板に通糸できている．

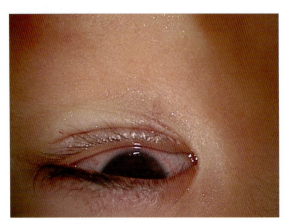

図10 矯正縫合（3針）終了時

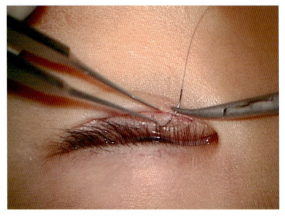

図11 皮下埋没縫合

2 内眥形成術について

　睫毛内反症例のなかには，内眼角贅皮が関与している場合がある．内眼角贅皮はアジア人に特徴的で，皮膚と眼輪筋から形成され，涙丘を覆い隠す(図12)．内眼角から眉毛内側縁皮膚を手で上方に牽引した時に，内眼角贅皮のつっぱりによって下眼瞼皮膚にテンションがかかり睫毛内反を助長する場合は，内反症手術に内眥形成術を併用することを検討する．内眥形成術には以下に挙げるZ形成術と内田法がある．

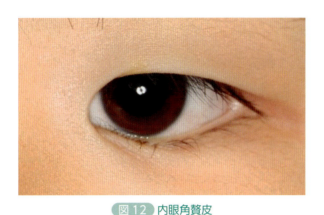

図12　内眼角贅皮

内眼角贅皮はアジア人に特徴的で，皮膚と眼輪筋から形成され，涙丘を覆い隠す．

3 Z形成術

　Z形成術のデザインを図13に示す．内眥部皮膚を鼻側に強く引き，涙丘を露出し，その後牽引を戻し，涙丘の付け根の位置を戻った皮膚に投影して支点とする(図13-aのA点)．内側の縦のラインは，上方へ延長すると上眼瞼の重瞼ラインに乗るようにデザインする．下眼瞼のflapは，贅皮の稜線をはさんで等間隔にデザインする．

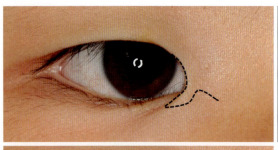
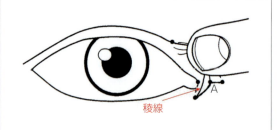
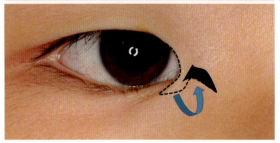

図13 内眥形成術（ParkのZ形成術）のデザイン

内眥部皮膚を鼻側に強く引き，涙丘を露出し，その後牽引を戻し，涙丘の付け根の位置を戻った皮膚に投影して支点（A点）とする．内側の縦のラインは，上方へ延長すると上眼瞼の重瞼ラインに乗るようにデザインし，下眼瞼のflapは，贅皮の稜線をはさんで等間隔にデザインする．

（文献4より）

4 内田法

　内田法のデザインを図14に示す．内眥部皮膚を鼻側に強く引き，涙丘を露出し，その後牽引を戻し，涙丘の付け根の位置を，戻った皮膚に投影して支点とするのはZ形成術と同様である．鼻側のデザインは贅皮の稜線上に置き，上方は延長すると上眼瞼の重瞼線と一致するようにデザインする．皮膚切除幅は2〜3mmにとどめる．縫合すると小三角弁は奥行きの成分になるため，正面からは見えなくなる．

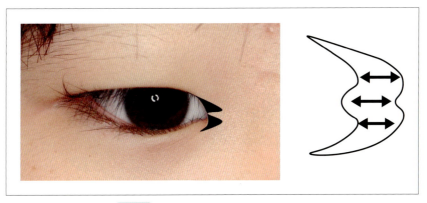

図14 内眥形成術（内田法）のデザイン

内眥部皮膚を鼻側に強く引き，涙丘を露出し，その後牽引を戻し，涙丘の付け根の位置を戻った皮膚に投影して支点とするのはZ形成術と同様である．鼻側のデザインは贅皮の稜線上に置き，上方は延長すると上眼瞼の重瞼線と一致するようにデザインする．皮膚切除幅は2〜3 mmにとどめる．縫合すると小三角弁は奥行きの成分になるため，正面からは見えなくなる．

文 献

1) Preechawai, P., et al.：Refractive changes in epiblepharon. Am J Ophthalmol. 143：835-839, 2007.
2) Kakizaki, H., et al.：Cilial entropion：surgical outcome with a new modification of the Hotz procedure. Ophthalmology. 116：2224-2229, 2009.
3) Ni, J., et al.：Modified Hotz Procedure Combined With Modified Z-Epicanthoplasty Versus Modified Hotz Procedure Alone for Epiblepharon Repair. Ophthal Plast Reconstr Surg. 33：120-123, 2017.
4) Park, J. I., et al.：Root Z-epicanthoplasty in Asian eyelids. Plast Reconstr Surg. 111：2476-2477, 2003.

3 眼瞼の手術デザイン

B 下眼瞼

②下眼瞼・内反症のデザイン：退行性眼瞼内反症

今川幸宏

退行性眼瞼内反症の病因は，①lower eyelid retractors の弛緩による眼瞼垂直方向への緊張の低下，②外眥靱帯もしくは内眥靱帯の弛緩による眼瞼水平方向への緊張の低下，③眼瞼前葉と後葉の接着力の低下による隔膜前眼輪筋の瞼板前部への乗り上げ，の3要素が考えられている[1]．より多くの病因をターゲットにした術式ほど，術後の再発が少ないと報告されており[2]，現在，国内では lower eyelid retractors の弛緩と隔膜前眼輪筋の乗り上げの矯正を主な目的とした，Jones 変法[1]が主流となっている．そこで本項では，Jones 変法のデザインとその注意点を解説する．

1 Jones 変法のデザイン

加齢に伴う皮膚の弛緩は，退行性眼瞼内反症の病因とは考えられていないため，基本的に Jones 変法では皮膚切除を行わない．デザインは瞼縁から 4〜6 mm の位置で，内側は涙点外側から，外側は外眼角手前まで，瞼縁と平行に線を描く（図1）．デザインの位置は，瞼縁に近いほど手術痕が目立ちにくく，逆に瞼縁から遠いほど，隔膜前眼輪筋の乗り上げの予防に有利に働くと考えられる．そこで筆者は，下眼瞼皮膚の弛緩が少ない場合は，手術痕が目立たないよう近め（瞼縁から 4 mm 程度）にデザインし，逆に皮膚の弛緩が多い場

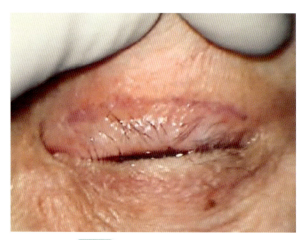

図1 Jones 変法のデザイン
瞼縁から 4〜6 mm の位置で，内側は涙点外側から外側は外眼角手前まで，瞼縁と平行に線を描く（図は右下眼瞼）．

合には，余剰皮膚で手術痕が隠されるため，遠め（瞼縁から6 mm程度）にデザインするようにしている．

2 デザインの注意点

1. デザイン中は左手を離さない

退行性眼瞼内反症では瞬目に伴い下眼瞼が内反するため，デザイン中に皮膚に緊張をかけている左手を離してしまうと，下眼瞼は容易に内反し，せっかくのデザインが涙液に触れて消えてしまう．麻酔液を注入すると内反しなくなるため，デザイン開始後は麻酔まで左手を離さないよう心がける．

2. 瞼縁の位置に注意する

退行性眼瞼内反症の患者では，しばしば粘膜皮膚移行部が前進しており（図2），瞼縁を本来の位置よりも皮膚側に誤認してしまうことがある．瞼縁の位置を皮膚側に誤認すると，瞼縁からかなり離れた位置にデザインすることになるため，不自然な位置に手術痕を作成してしまう．粘膜皮膚移行部は，マイボーム腺開口部よりもやや後方に位置するのが正常である（図3）．粘膜皮膚移行部が前進している場合には，マイボーム腺開口部の位置を手掛かりに本来の瞼縁の位置を同定して，デザインすることが重要である．

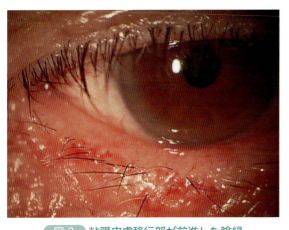

図2　粘膜皮膚移行部が前進した瞼縁
退行性眼瞼内反症の患者では，しばしば粘膜皮膚移行部が前進している．

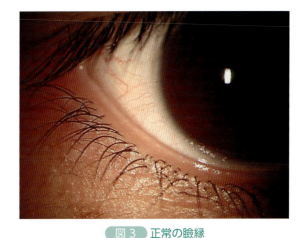

図3　正常の瞼縁
正常の瞼縁では，粘膜皮膚移行部はマイボーム腺開口部よりもやや後方に位置する．

文　献

1) Kakizaki, H., et al.：Posterior layer advancement of the lower eyelid retractor in involutional entropion repair. Ophthal Plast Reconstr Surg. 23(4)：292-295, 2007.
2) Rougraff, PM., et al.：Involutional entropion repair with fornix sutures and lateral tarsal strip procedure. Ophthal Plast Reconstr Surg. 17(4)：281-287, 2001.

ここからスタート！眼形成手術の基本手技

3 眼瞼の手術デザイン

C デザイン時の注意点

今川幸宏

1 デザインするアイテムの選択

1. 皮膚ペン

現在多くの種類の皮膚ペンが市販されているが，眼瞼の手術ではミリ単位のデザイン線が要求されるため，選択する際には極力先端が細いものを選ぶ必要がある（図1）．病院でよく目にする一般的な太さの皮膚ペンは，眼瞼手術で使用するには太すぎるため，使用することは控えたい．

2. 爪楊枝，竹串とピオクタニン液

爪楊枝，竹串は皮膚ペンと比較して経済的であること，先端を削ることで好みの太さに加工できることが利点である（図2）．特に小児の手術では，ミリ単位のずれが結果を左右することがあるため，筆者は爪楊枝を削ったものを好んで使用している（図3, 4）．ピオクタニン液は水性のため，そのまま使用すると皮脂にはじかれて上手くマーキングできない．通常は，ピオクタニン液と無水エタノールを1：1で混ぜた溶液を作成して使用する．

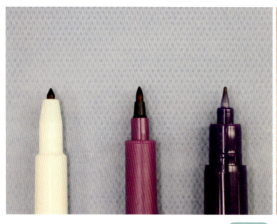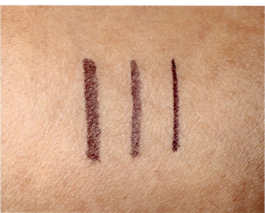

a|b

図1 皮膚ペン

眼瞼の手術では，極力先端の太さが細いものを選択する．左が一般的な太さ，中央がやや細い，右が細い皮膚ペン
　a：先端の太さが異なる3種類の皮膚ペン
　b：実際の線の太さ（図aと同順）

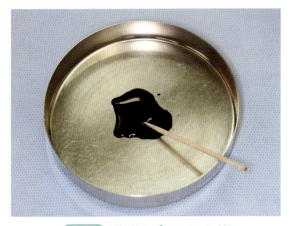

図2 爪楊枝とピオクタニン液

爪楊枝，竹串は皮膚ペンと比較して経済的であること，先端を削ることで好みの太さに加工できることが利点である．

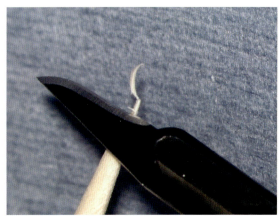

図3 爪楊枝の先端を削っているところ

爪楊枝の先端は，鉛筆を削る要領でメス刃の根元を使って削る．

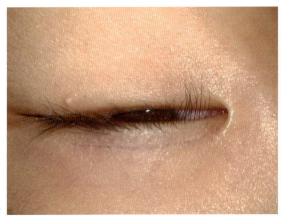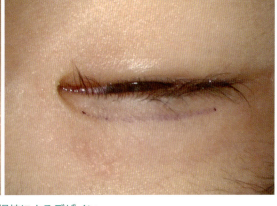

a|b

図4 削った爪楊枝によるデザイン

爪楊枝を削って使用すると，非常に細いデザイン線を引くことができる．
　a：削った爪楊枝を使用
　b：爪楊枝を削らずに使用

2 デザイン線の描き方

　前述のとおり，デザイン線は極力細い線で描くことが重要であるが，どれだけアイテムがよくても皮膚に緊張をかけずに線を引くと，太い線になってしまう．また緊張のかけ方が不十分であると，予想外に瞼縁から離れた場所に線を引いてしまうことがある．ここでは，筆者が意識しているデザイン時の手指の使い方を図5，6にて解説する．

C．デザイン時の注意点

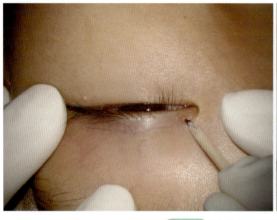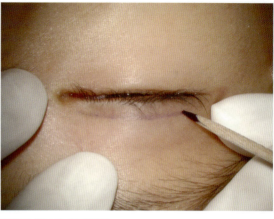

図5 デザイン時の手指の使い方（上眼瞼）
左上眼瞼では左中指で耳側，示指で頭側へ牽引しつつ，右小指で鼻側へ牽引する．
右上眼瞼では左中指で鼻側，示指で頭側へ牽引しつつ，右小指で耳側へ牽引する．
 a：左上眼瞼　　　b：右上眼瞼

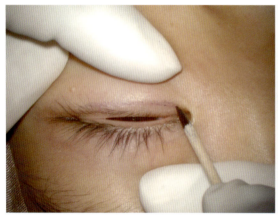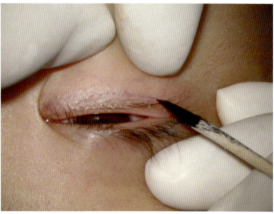

図6 デザイン時の手指の使い方（下眼瞼）
左下眼瞼では左示指で足側へ牽引しつつ，母指で耳側へ牽引する．
右下眼瞼では左母指，示指で足側へ牽引しつつ，右小指で耳側へ牽引する．
 a：左下眼瞼　　　b：右下眼瞼

ここからスタート!
眼形成手術の
基本手技

4
麻酔をマスターする

ここからスタート！眼形成手術の基本手技

4 麻酔をマスターする

A 麻酔薬の種類と手術に応じた選択

野口三太朗

現在，局所麻酔にて用いる麻酔薬はリドカイン（キシロカイン®），ブピバカイン（マーカイン®），ロピバカイン（アナペイン®）がほとんどである．特に眼科領域でよく用いられるものはキシロカイン®で，0.5％，1％，2％などと濃度別に選択が可能となっている．さらにはエピネフリン添加された"E"入りのものもある．以下に，麻酔薬の基礎，使用方法を理論的に述べる（図1，表1，2）．

1 酸性？アルカリ性？

- 局所麻酔薬はアミン型の弱塩基で難溶性であるため，市販局所麻酔薬は塩酸塩として水溶性化されて販売されている．
- 局所麻酔薬は塩基型と陽イオン型の平衡状態となっている（塩基型のリドカインは，水素イオンと結合して，陽イオン型のリドカインとなる）．
- 塩基型は細胞膜を通過しやすく，効果発現しやすくなる（図1）．しかも，細胞内は細胞外よりも酸性であることが多く，細胞内に入ると陽イオン型になりやすいため，一度細胞内に入ったら出づらい性質を持つ．大変よくできた薬剤である．

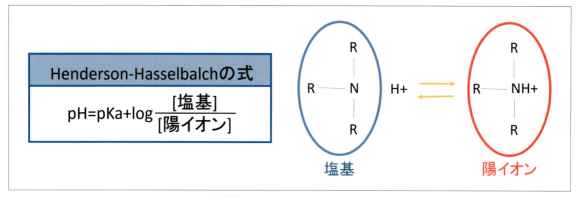

図1 キシロカイン®の平衡状態

表1 麻酔薬の作用スペック

	pKa（解離定数） ＝効き始める時間	脂溶性 ＝作用強度，副作用	蛋白結合率（%） ＝作用持続時間
リドカイン（キシロカイン®）	7.9	2.9	64.3
ブピバカイン（マーカイン®）	8.1	27.5	95.6
ロピバカイン（アナペイン®）	8.1	6.1	94

pKaが低いほど麻酔の効き始める時間が早くなる．脂溶性が高いほど作用強度が高くなる．蛋白結合率が高いほど作用時間が長くなる．

表2 市販麻酔薬pH

キシロカイン® 注ポリアンプ 0.5，1，2%	5.0〜7.0
キシロカイン®E 注射液 0.5，1，2%	3.3〜5.0
キシロカイン® 点眼液 4%	5.0〜7.0
マーカイン®	5.0〜6.5
アナペイン®	4.0〜6.0

眼科で用いる局所麻酔薬は基本酸性である．特にエピネフリン含有キシロカイン®は酸性が強いため注意が必要である．エピネフリン含有キシロカイン®はそのままでは効きが遅く，注入時痛も強いことがわかる．

2 理論的リドカイン使用戦略

酸性環境（H^+が多い），例えば，炎症が強い部位では，塩基型局所麻酔薬は水素イオンと結合して陽イオン型となるので，神経細胞内に取り込まれにくくなる→炎症部位には麻酔が効きにくくなる．

アルカリ性環境（H^+は少ない）では，陽イオン型は解離して塩基型が増えるので，結合部位への到達は容易になる→局所麻酔薬を炭酸水素ナトリウムで少しアルカリ化すると効果発現が早くなる．しかしアルカリ化しすぎると結晶が析出することがある．

キシロカイン®は酸性であるため，そのまま皮膚に注入するとpH差で痛く感じる．キシロカイン®7〜9 ml＋7%メイロン®1 mlのように7〜9：1で混合して用いると痛みを和らげることができる．しかも，神経レセプターともpHが同じであるため結合しやすくなり，麻酔の効きはよくなる．キシロカイン®単剤とメイロン®の混合であれば白く濁って塩が析出することは少ない．

また，術後当日の痛みを抑制させるため，長時間作用のマーカイン®を用いることもできる．キシロカイン®，マーカイン®をハーフで混合するとよい．しかし，注意点としてマーカイン®はメイロン®との混合で塩が析出してしまうためメイロン®と混合することは避けたほうがよい．キシロカイン®，マーカイン®，そのあとにメイロン®を混ぜれば塩は析出しないとの記述も見かけるが，実際はどのような混合方法を行っても，混合液は白く濁る．おすすめとしてはキシロカイン®＋メイロン®か，キシロカイン®＋マーカイン®，キシロカイン®＋メイロン®で麻酔開始し，術後疼痛管理のため手術終了前に少量のマーカイン®を用いるのがおすすめである（図2）．

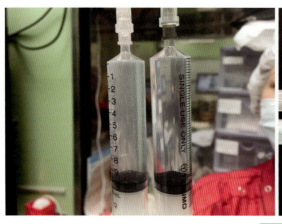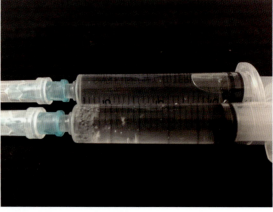

図2

a：左：マーカイン® ＋キシロカイン® ＋メイロン®
　　右：キシロカイン® ＋メイロン®
　　マーカイン®が入っていると，メイロン®が微量であっても白濁結晶析出を認める．
b：上：キシロカイン® ＋メイロン®
　　下：マーカイン® ＋メイロン®（1日放置しても白濁は溶けることなく結晶化する）
　　1日，放置しておくと一見透明になったように見えるが，シリンジの壁に結晶がたくさん認められる．

3 分離麻酔

　局所麻酔薬に対する神経線維の感受性は，神経線維が細いほど高い．侵害受容線維（Aδ線維とC線維）は触覚線維（Aβ線維）よりも低用量でブロックされる．
　つまり，局所麻酔薬を投与すると，無髄C線維→Aδ線維→Aβ線維の順で麻酔される．したがって，痛覚消失→温覚消失→触覚消失→深部感覚消失→骨格筋弛緩の順に麻酔が効いていく．
　つまり，痛みを消失させながら，筋収縮能力は温存しながらの麻酔は理論上可能である．マーカイン®，アナペイン®は分離麻酔性に優れた麻酔薬として知られている．1%キシロカイン®と0.2%アナペイン®で比較した場合，アナペイン®のほうがよい鎮痛が得られたうえに，運動麻痺の程度も軽かったと報告されている[1]．
　眼瞼下垂手術の際に皮下に麻酔薬を注入する場合，筆者はdigital techniqueは行わない．これはdigital techniqueを行うことで，皮下の麻酔が圧で眼輪筋にも作用し，眼輪筋収縮力が低下するからである．これにより，術中の定量に大きく影響する．術中の筋収縮定量を行う際にはdigital techniqueは不適と考えている．

4 エピネフリン添加局所麻酔薬

　麻酔部周囲の血管を収縮させ，薬剤の拡散を抑制し，持続的な効果を得るためと，止血作用により術中の出血を抑制するために，アドレナリンなどの血管収縮剤などが配合されている．眼瞼は非常に血流が豊富であり，エピネフリン添加のものを用いることを勧める．血管収縮を行った場合と行わなかった場合とでは術中の出血の量，術後の腫脹が大きく異なる．

5 局所麻酔薬の投与量の上限

Maximum dose　アドレナリン含有（極量がある）
- キシロカイン®（生後6か月以上）　　7 mg/kg
- マーカイン®　　　　　　　　　　　3 mg/kg
- アナペイン®　　　　　　　　　　　3 mg/kg

（アドレナリンを含有しない場合は上記の70％程度）

例えば2％キシロカイン®（エピネフリン含有/エピネフリンなし）を使用した場合には体重60 kgで21 ml/15 mlとなる．したがって，これ以上を使用しなくてはならない場合（大きな創など）には0.5％を使用する．キシロカイン®を生後6か月未満の小児に用いる場合はアドレナリン含有で3 mg/kgとする．

文　献

1) Casati, A., et al.: Lidocaine versus ropivacaine for continuous interscalene brachial plexus block after open shoulder surgery. Acta Anaesthesiol Scand. 47：355-360, 2003.

ここからスタート！眼形成手術の基本手技

4 麻酔をマスターする
B 局所麻酔投与位置

野口三太朗

1 神経走行と注入の位置

図1のように眼窩骨骨縁より神経が皮膚側に向けて伸びている．末梢（瞼縁）に行くほど複数の神経支配を受けるようになる．

眼瞼麻酔をする場合には神経ブロック効果を期待して，神経の上流側（骨縁側）より麻酔をすると，末梢側（瞼縁側）を麻酔するときに痛みが少なくて済む．さらに，痛みに対してケアをするのであれば，各神経枝の出芽部位に一度少量の麻酔を行い，数分後に末梢側への麻酔を行うと麻酔時痛は最小限に抑えられる．

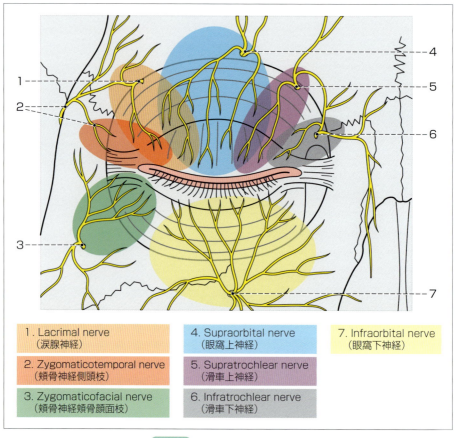

1. Lacrimal nerve（涙腺神経）
2. Zygomaticotemporal nerve（頬骨神経側頭枝）
3. Zygomaticofacial nerve（頬骨神経頬骨顔面枝）
4. Supraorbital nerve（眼窩上神経）
5. Supratrochlear nerve（滑車上神経）
6. Infratrochlear nerve（滑車下神経）
7. Infraorbital nerve（眼窩下神経）

図1　眼瞼周囲の支配神経

2 レイヤーと量

　麻酔の量は少ないほど，術後の腫れは少なくなる．しかし，エピネフリンの効果なども必要であるため，ある一定以上の量が必要となる．

　注入するレイヤー（層）に注意することが必要である．眼周囲麻酔，特に眼瞼下垂，内反症では，患者は皮膚と結膜にて痛みを訴えることが多い．操作する場所を意識して，その部位の皮下，結膜下に麻酔を注入することが大事である．

　また，麻酔は感覚神経麻痺をつくるのと同時に，漿液性層剝離をつくる目的もある．眼瞼下垂，内反症などの場合，皮膚切除を行う際には，最終的に皮膚を眼輪筋から剝離して切除するため，その層間である皮下にきれいに麻酔を置くことが大事である．皮膚が厚いほど皮下剝離には量が必要となる．

　眼瞼下垂，内反症，結膜麻酔に用いる針のサイズ（図2）は薄肉針の31Gか34Gがベストと考える．外形が31Gと極小でありながら内腔は一般的な30G針よりも大きいものが発売されており，大変有用である．

　眉毛下皮膚切除の場合は，皮膚が厚く，皮膚切除量が多く，術中の皮膚剝離切除術であるindian methodを行うことが多い．このため皮下の漿液性剝離を起こす際にはやや多めの量の麻酔が必要となる．筆者は23G〜25G鈍針，長針を用いる．鈍針のメリットは広範囲麻酔する際に，皮膚刺入回数が少なく，皮下操作にても血管を突かないため出血を最小限に抑えられる，皮下以外の層に入りにくい，注入量を多くすることができる，などがある（図3）．

　注入速度は速くなればなるほど，注入時痛が強くなる．痛みに敏感な患者は極力ゆっくりと注入するべきである．先にブロックをしてから行うのが望ましいと思われる．

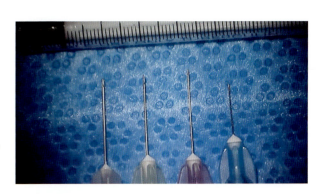

図2
針のサイズ
左側から，27G, 30G（ニプロ），31G, 34G（南部化成）

a|b

図3
S. T MICRO CANNULA 01 23G/40mm
a：横穴（4穴：赤矢印）は広範囲の皮下剝離，皮下麻酔，ヒアルロン酸注入に用いる．先端が球面形状となっている．
b：横穴より4方（赤矢印）に液が射出される．眉毛下，顔面，フェイスリフトなどの際に有用である．

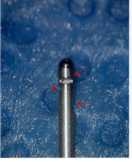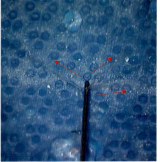

ここからスタート！眼形成手術の基本手技

4 麻酔をマスターする

C 注入の仕方

野口三太朗

　眼瞼下垂手術などの場合，皮下に注入し，不要な眼輪筋筋膜を突かないよう意識する（図1）．麻酔によって，切除する部分と残す部分の剥離も同時に意識しながら注入する．液性剥離を行いながらできた剥離スペースにリドカインを追加し剥離を拡大させる．眼輪筋の上を面のようにして注入していく．筆者は眼瞼下垂の際の麻酔には digital technique は行わない．理由はリドカインが眼輪筋を強く麻痺させてしまうために，術中の定量が狂いやすいためである．

　逆に術中定量を行わない皮膚切除，眉毛下皮膚切除（図2），内反症などは digital technique を用いる．

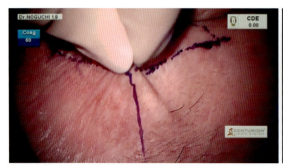
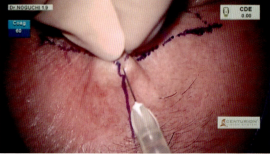

a｜b

図1　眼瞼下垂手術における麻酔の注入
皮膚をピンと張って，皮下にリドカインを注入する．皮膚を貫く面積を最小限にし，引っ張られる感覚に紛れて穿刺時の痛みが少なくなる（a）．皮膚と輪筋を剥離し，スペースを作るために強く閉瞼を促し眼輪筋を収縮させ，皮膚をピンチしてつまみ上げ，その隙間にできたスペースに注入するとよいことが多い（b）．

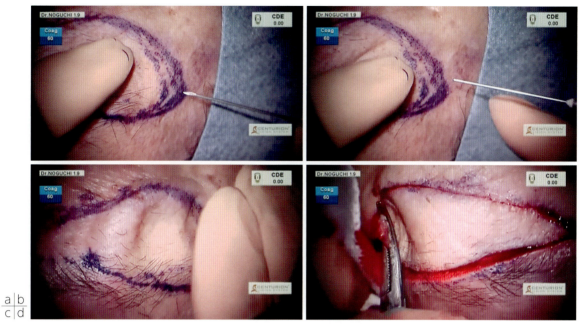

図2 眉毛下皮膚切除術における麻酔の注入
a：耳側皮切ライン上に1か所，23Gまたは25Gで皮膚穿孔創を作る．
b：皮膚穿孔創から鈍針を刺入し，麻酔を注入する．
c：Digital techniqueにて麻酔薬を鼻側へ拡散移動させる．
d：Indian methodが行いやすくなる．

ここからスタート！眼形成手術の基本手技

4 麻酔をマスターする

D 結膜の麻酔法

野口三太朗

結膜の麻酔法を図1〜3に示す．

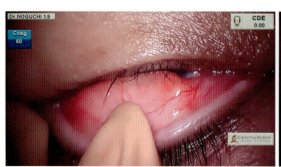
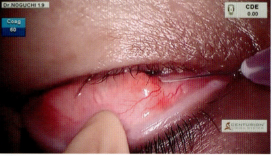

図1

上眼瞼の鼻側には瞼板がないため，柔らかい結膜が確認できる．結膜下麻酔を行う場合，眼瞼を反転させて行うが，中央部，耳側には瞼板があり，結膜下に麻酔を置くのは困難である．

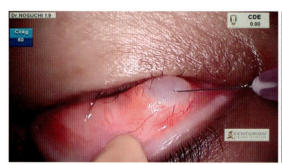
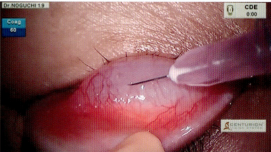

図2

尾側結膜に針を刺入し，結膜浮腫を作る．

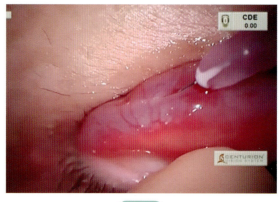

図3

耳側に浮腫を拡大させ，耳側まで麻酔を行う．

1 全身麻酔での局所麻酔

切開開始はエピネフリン α アゴニスト作用による血管収縮が得られる3〜5分後がよい．全身麻酔時にも局所麻酔は併用すべきであり，これは，術中の出血予防だけでなく，術中に局所の知覚神経の興奮を抑えることができ，術後の疼痛抑制が行いやすいためである．

名医と呼ばれる??

あの先生の手術は痛くなかった．麻酔が痛くなかったということを耳にしたことがあるかもしれない．手術のうまい先生は麻酔についてもコツを知っているのである．コツといっても単純で，人間の体の痛みを強く感じるところは皮膚，筋膜，骨膜ということを知っているかどうかである．この3つの壁をいかに最低限の侵襲，麻酔で切り抜けるかということが肝心である．麻酔をするときにも不要に皮膚，筋膜，骨膜を突かないことが痛みを感じない麻酔のコツなのである．

ここからスタート！眼形成手術の基本手技

4 麻酔をマスターする

E 鎮静薬・鎮痛薬の使い方

鹿嶋友敬，木村雅文

1 鎮静・鎮痛の必要性について

　手術や治療を受けた経験のある諸兄には理解できると思われるが，どのような手術や治療であれ患者は不安に感じるものである．また，局所麻酔薬を注射する際や，十分な局所麻酔薬を投与した後でも，手術操作が局所麻酔施行部位の外に及び，患者が痛みを訴えることがある．

　特に眼形成手術においては，内眼手術に比較し，眼周囲組織への侵襲が強く出血や浮腫の可能性が高いことから，不安や痛みによりストレスホルモンが放出されやすい．その結果，血圧の上昇や脈拍の増加が引き起こされ，患者にとっては大きな負担となり，また術者にとっても患者の予期せぬ体動や痛みの訴えにより，手術が円滑に進みにくくなる可能性がある．そこで，手術・処置に対する不安や痛みを取り除くことが望ましく，それが眼形成手術中の鎮静および鎮痛に求められる役割である．

2 麻酔方法の選択

　麻酔はその深度に応じて患者の状態が変化し，それぞれにおいて適切な管理が必要である．つまり使用する麻酔薬の増加とともに，不安・不穏の軽減から意識の消失，さらに呼吸抑制や循環抑制が起こり，必要に応じて気管挿管などの気道確保や循環作動薬の投与などが必要となる．

　局所麻酔下の眼形成手術における鎮静の目的は，不安の消失であることから，大多数の成人・高齢者の場合にはごく軽度の鎮静で十分である．しかし，小児や知的障害のある症例の場合には，軽度の鎮静を伴う局所麻酔下では，手術侵襲により興奮や体動を引き起こす可能性が高いため，全身麻酔下での手術が推奨される．

3 鎮痛薬・鎮静薬の特徴

　鎮痛薬・鎮静薬にはさまざまなものがあり，それぞれの薬剤の特徴を十分に理解したうえで患者に投与する必要がある．眼科手術における鎮痛・鎮静では，患者の頭部がドレープで覆われていることが多く，急変時に気管挿管などの気道確保を行いづらいため，呼吸抑制は最も注意すべき副作用の１つである．下記に代表的な薬剤の特徴を記す．

1．鎮痛薬

　ペンタゾシン（ペンタジン®）：オピオイド受容体部分作動薬に分類される非麻薬性の中枢性鎮痛薬である．κ受容体作動薬として鎮痛効果を発揮するが，μ受容体には拮抗薬と

して作用するため，モルヒネやフェンタニルなどの鎮痛効果を減弱させる可能性があり，それらのオピオイドとの併用は避ける．主に術後や急性期の一時的な疼痛管理などに使用される．静注後，2～3分で効果が発現し，2～4時間鎮痛効果が持続する．非麻薬性のオピオイドであるため，使用の際に麻薬処方箋は必要なく，煩雑な手続きなしに投与することが可能である．

フェンタニル(フェンタニル®)：中時間作用性のオピオイドμ受容体作動薬として，手術中および術後鎮痛に使用される．静注後，2～3分で効果が発現し，30～60分間鎮痛効果が持続する．

レミフェンタニル(アルチバ®)：超短時間作用性のオピオイドμ受容体作動薬として，全身麻酔下における手術中の鎮痛に使用される．静注後，2～3分で効果が発現するが，血中の半減期は3～4分と短いため，持続静注で用いる．投与終了後，鎮痛効果は速やかに消失するが，これは本薬剤が血液中および組織内の非特異的エステラーゼにより代謝されるためであり，肝機能・腎機能低下症例でも安全に使用することができる．強力な鎮痛効果と速やかな効果消失により，全身麻酔下における術中の鎮痛薬として最も広く用いられているが，副作用として高度の呼吸抑制が起こるため，気道確保を行っていない局所麻酔下での投与は認可されていない．

ナロキソン(ナロキソン®)：すべてのオピオイド作動薬の拮抗薬であり，呼吸抑制ならびに覚醒遅延の際に用いられる．0.04～0.08 mgを静注し，患者の反応を見ながら追加投与する．静注後1～2分で効果が発現し，作用時間は30～60分である．ナロキソンによって，いったん呼吸抑制が改善した後も，オピオイドの作用時間によっては呼吸抑制が再発することもあるので，注意深く経過を観察する必要がある．

2. 鎮静薬

ミダゾラム(ドルミカム®)：ベンゾジアゼピン系の麻酔導入薬・鎮静薬の1つである．静注後，通常3～5分で効果が発現し，15～90分間継続する．フルマゼニル(アネキセート®)で拮抗される．前向性健忘作用を有するため，前投与薬としても使用される．

デクスメデトミジン(プレセデックス®)：鎮痛作用を併せ持ち，呼吸抑制の少ない鎮静薬として，集中治療室における人工呼吸管理下の鎮静目的に使用されている．2013年6月から「局所麻酔下における非挿管患者の手術及び処置時の鎮静」に対する適応が得られ，気道確保されていない局所麻酔下の患者に対する鎮静目的にも使用が可能となった．デクスメデトミジンは，プロポフォール，ミダゾラムなどに比べ呼吸抑制が少なく，また，鎮痛作用を併せ持つことから半覚醒状態での鎮静を図ることも可能である．

プロポフォール(ディプリバン®，プロポフォールマルイシ®)：中枢神経抑制作用を有す．静注後の作用発現が10～30秒と早いため，全身麻酔の導入薬として用いられている．また全身麻酔中の麻酔維持，集中治療室における人工呼吸中の鎮静として用いる場合には，代謝が早いため持続静注で用いる．持続投与終了後は，それまでの投与速度，投与時間にもよるが通常10～20分前後で患者の意識が回復し，刺激に応じて開眼する．局所麻酔下において，少量持続投与による鎮静も十分可能と考えられるが，現在のところ用法としては適応外使用となっている．

4 評価方法

　鎮静スケールには Richmond Agitation-Sedation Scale（RASS），Ramsay Sedation Scale など，さまざまなものが報告されているが，局所麻酔下における鎮静の評価方法として適切なものは，現在のところ報告されていない．ここでは，人工呼吸管理下の鎮静深度評価に用いられる RASS（表1）を代用し，局所麻酔下における眼形成手術の鎮静では RASS で −1 〜 −2 の状態であることが，鎮静レベルとして適当であると考えられる．

表1　RASS とその利用法

スコア	用語	説明	刺激方法
+4	好戦的な	明らかに好戦的な，暴力的な，スタッフに対する差し迫った危険	なし
+3	非常に興奮した	チューブ類またはカテーテル類を自己抜去；攻撃的な	なし
+2	興奮した	頻繁な非意図的な運動，人工呼吸器ファイティング	なし
+1	落ち着きのない	不安で絶えずそわそわしている，しかし動きは攻撃的でも活発でもない	なし
0	意識清明な 落ち着いている		なし
−1	傾眠状態	完全に清明ではないが，呼びかけに 10 秒以上の開眼およびアイ・コンタクトで応答する	呼びかけ刺激
−2	軽い鎮静状態	呼びかけに 10 秒未満のアイ・コンタクトで応答	呼びかけ刺激
−3	中等度鎮静	状態呼びかけに動きまたは開眼で応答するがアイ・コンタクトなし	呼びかけ刺激
−4	深い鎮静状態	呼びかけに無反応，しかし，身体刺激で動きまたは開眼	身体刺激
−5	昏睡	呼びかけにも身体刺激にも無反応	身体刺激

ステップ1：30 秒間，患者を観察する．これ（視診のみ）によりスコア 0 〜 +4 を判定する．
ステップ2：
1）大声で名前を呼ぶか，開眼するようにいう．
2）10 秒以上アイ・コンタクトができなければ繰り返す．以上 2 項目（呼びかけ刺激）によりスコア −1 〜 −3 を判定する．
3）動きがみられなければ，肩を揺するか，胸骨を摩擦する．これ（身体刺激）によりスコア −4，−5 を判定する．

（文献 1 より）

5 具体的な鎮静薬・鎮痛薬の投与方法

　鎮静・鎮痛は眼形成手術を行う際に非常に有用であるが，前述のように過量投与によって呼吸抑制や循環抑制が起こることがあるため，一般の眼科診療所での使用は十分に注意を払って行う必要がある．

　実際に鎮静薬を投与する前には，あらかじめ麻酔科医が常駐している施設で鎮静薬の投与量とその効果を観察し，それらの特徴を熟知したうえで徐々に適応を拡大するとよい．以下に当院での鎮静・鎮痛の実際を示す．使用する薬剤はミダゾラムとペンタゾシン，吸入酸素である．薬剤に対する反応は年齢や体重，性別によって大きく異なるため適切な薬量を事前に知ることは困難である．傾向として女性・低体重・高齢であると効果が強く現れ，男性・高体重・若年であると効果が現れづらいことがある．鎮静薬・鎮痛薬を投与す

ると急激に呼吸抑制が起こる可能性があるため，投与前に必ず酸素 2 l/分を鼻カニューラから流しておく．酸素量は酸素飽和度をみながら適宜調節する．ペンタゾシン 7.5 mg（0.5 アンプル）とミダゾラム 2.0 mg を静注し，その後の鎮静の深度を確認しながらミダゾラムを 1 mg ずつ追加投与する．

　眼形成手術において不安や痛みを取るべきなのは局所麻酔薬を注射する瞬間であり，適切な場所に局所麻酔薬が浸潤していればその後は痛みを感じることはないはずであるから，この注射時に鎮静と鎮痛のピークがあればよい（局所麻酔薬の注入痛を軽減する工夫については「局所麻酔投与位置」の項（p.68）を参照されたい）．当院では，鎮静薬・鎮痛薬の追加投与は行わずに，手術が終了することがほとんどである．術後，酸素飽和度が低下しなければ手術終了後 15 分程度で酸素投与を終了としている．また，鎮静薬・鎮痛薬投与により，ふらつきや転倒のリスクがあることから，30 分程度院内で安静にしていただき，その後，歩行の可否を確認してから帰宅としている．

文　献

1) Sessler, C. N., et al.: The Richmond Agitation-Sedation Scale: validity and reliability in adult intensive care unit patients. Am J Respir Crit Care Med. 166: 1338-1344, 2002.

コラム

笑気麻酔

野口三太朗

　笑気用カヌラ（図1）は普通のカヌラよりもやや太いが，手術には全く邪魔にはならない．鼻での深呼吸を促す．

　小型簡易笑気麻酔機（図2）は，総合病院ではなく，麻酔機がもともとない場合には有用である．簡易的な作りで誰でも安全に使える構造となっている．

　笑気麻酔用の鼻カヌラを用いると，手軽に覚醒鎮静を行える．点滴ラインを必要とせず，抗不安，疼痛抑制を得ることができ，血圧，心拍数，SpO_2 に変動をみることはない．推奨濃度は笑気35％，酸素65％である（例．笑気 $2l$，酸素 $4l$ 程度）．筆者は眼形成手術，眼内手術を中心に1年以上上記濃度にて使用しているが，特記すべき副作用も認めず使用できている．小児から高齢者まで同様の使用方法で問題ない．症状が強い場合は50％まで濃度を上げて使用している．術中の不安感，鎮痛に大変有効で患者からも大変喜ばれる．20％笑気の鎮痛作用がモルヒネ15 mgに匹敵する[1]．呼吸抑制のない鎮静剤としてプレセデックス®等もあるが，点滴ラインが必要なこと，血圧の変動があるなどの理由より煩雑であり笑気麻酔のほうが優れていると思われる．

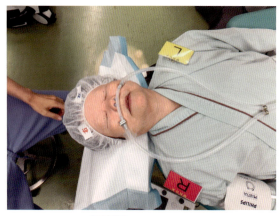

図1　笑気用カヌラ
IS カニューレ（セキムラ社）

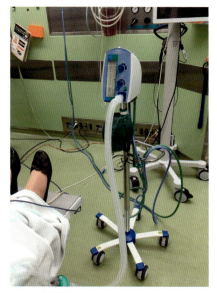

図2　小型簡易笑気麻酔機
サイコリッチ T-70（セキムラ社）

文　献

1) Chapman, W. P., et al. : The analgesic effect of low concentrations of nitrous oxide compared in man with morphine sulfate. J Clin Invest. 22 : 871-875, 1943.

ここからスタート！
眼形成手術の
基本手技

5
消毒のしかた

ここからスタート！眼形成手術の基本手技

5 消毒のしかた
A 消毒の意味

松浦峻行，今川幸宏

1 消毒の目的

皮膚や粘膜などには，内因性細菌叢（いわゆる常在菌）が存在している．皮膚や粘膜が切開されると，組織は内因性細菌叢による汚染の危険性にさらされる．細菌汚染が組織1 gあたり10^5個以上になると，手術部位感染（surgical site infection：SSI）の危険性が著しく増加すると報告されている[1]．

手術医療の実践ガイドラインによると，術野消毒は「皮膚に付着あるいは常在する細菌数を可及的に減少させ，SSIを防止するためにおこなう」と述べられている．またその解説には「消毒により皮膚の細菌数を減少させることはできるが，無菌状態とすることはできない．術野消毒後でも術野には10^2〜10^3個程度の細菌が存在することを理解する必要がある」と記載されている[2]．

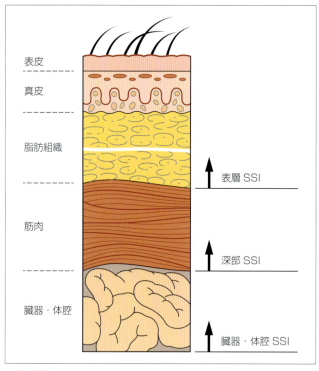

図1 手術部位感染（surgical site infection：SSI）の分類
SSIは発生する深さによって3種類に分類される．
（文献1，3より）

2 眼瞼手術の術後感染

　アメリカ疾病管理予防センター(Centers for Disease Control and Prevention；CDC)は，手術部位感染予防のガイドラインで，術後30日以内に手術操作の直接及ぶ部位に発生する感染をSSIと定義している．さらに，SSIは発生する深さによって表層切開(superficial incisional)SSI，深部切開(deep incisional)SSI，臓器／体腔(organ/space)SSIの3種類に分類される(図1)[1)3)]．これを眼科手術に当てはめると，眼瞼手術は表層切開，眼窩手術は深部切開，内眼手術は臓器／体腔に相当する．

　眼瞼手術は表層切開手術であり，術後の創感染の報告は極めて少ない．縫合糸感染が時に認められるが，感染源である縫合糸を抜糸すれば治まることが多く，重篤化しにくい．また壊死組織が感染源となり得るが，眼瞼は血流豊富であり，通常の手術操作で手術創が壊死に陥ることも稀である．

文　献

1) Mangram, A. J., et al.：Guideline for prevention of surgical site infection, 1999. Hospital Infection Control Practices Advisory Committee. Infect Control Hosp Epidemiol. 20：250-278, 1999.
2) 針原　康：手術医療の実践ガイドライン(改訂版)　手術部位感染(surgical site infection：SSI)防止．日本手術医学会誌．34：S59-S71，2013.
3) 小川　令：手術部位感染(SSI)の概念と対策．PEPARS．129：1-7，2017.

ここからスタート！眼形成手術の基本手技

5 消毒のしかた
B 消毒薬の種類と選択

松浦峻行，今川幸宏

1 消毒薬の種類と特徴

　手術医療の実践ガイドラインでは，術野消毒に使用できる薬剤としてポビドンヨード製剤，クロルヘキシジン製剤，各種アルコール製剤などを用いる，としている（図1）．ポビドンヨード製剤，クロルヘキシジン製剤はともに広範囲の微生物に対して殺菌作用を有している．また，クロルヘキシジン製剤はポビドンヨード製剤よりも持続的な殺菌効果を持ち，血液や血清蛋白によっても不活性化されないという特徴がある．アルコール製剤の殺菌効果は高いが，持続的な活性はない[1]．

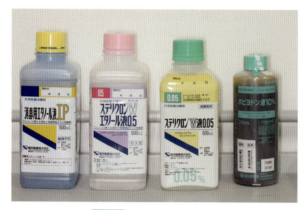

図1　生体消毒薬の一例
左から順にアルコール製剤，クロルヘキシジン製剤とアルコール製剤の混合薬，クロルヘキシジン製剤，ポビドンヨード製剤

2 消毒薬の選択

　全手術部位の術野消毒を対象にした，ポビドンヨード製剤とクロルヘキシジン製剤の術後感染率を比較した検討によると，ポビドンヨード製剤群の術後感染率は16.1％，クロルヘキシジン製剤群の術後感染率は9.5％と報告されており，クロルヘキシジン製剤のほうが効果的であったと報告されている[2]．また以下の理由からも，眼瞼手術の術野消毒にはクロルヘキシジン製剤が適していると考えている．
①クロルヘキシジン製剤は皮膚に着色しないが，ポビドンヨード製剤は着色するため，デザインに重要な皮膚の質感や自然な皮膚割線がわかりにくくなってしまう可能性がある（図2）．

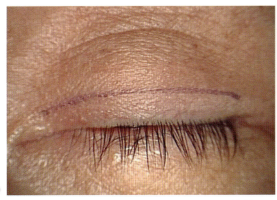 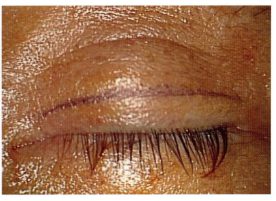

図2 消毒後の状態
a：クロルヘキシジン製剤で消毒
b：ポビドンヨード製剤で消毒

　②ポビドンヨード製剤は原液での結膜嚢の消毒は不可であるが，クロルヘキシジン製剤は0.05％以下であれば結膜嚢の消毒が可能（ただし，0.05％を超える濃度のクロルヘキシジン製剤は眼障害の原因となるため，濃度には注意が必要）である．

文　献

1) 針原　康：手術医療の実践ガイドライン（改訂版）　手術部位感染（surgical site infection：SSI）防止．日本手術医学会誌．34：S59-S71，2013．
2) Darouiche, R. O., et al.：Chlorhexidine-alcohol versus Povidone-Iodine for Surgical-Site Antisepsis. N Engl J Med. 362：18-26, 2010.

ここからスタート！
眼形成手術の
基本手技

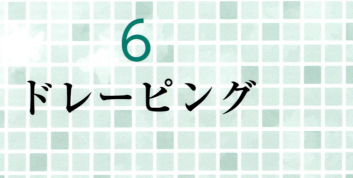

6 ドレーピング

ここからスタート！眼形成手術の基本手技

6 ドレーピング

A 覆布の種類

鹿嶋友敬

　覆布の選択は手術の基本となるもので，種類によって手術の難易度は変化する．手術スキルの向上はもちろん必要なことであるが，その前の環境整備として重要な位置を占めるものである．筆者個人が好むのは，①吸水性，②両眼開放，③粘着テープ付き，という3条件が揃ったものである．

　まず，①吸水性について説明する．白内障のドレープしかり，そもそも大多数の覆布は非吸水性である．非吸水性のドレープでは，出血などの液体成分の漏出があると容易に床が汚染される．しかし吸水性であれば布に吸収され拡散しながら広がるため，凝血と蒸発の相乗効果もあり，床が汚染することは稀である．

　次に，②両眼開放であるが，これは眼形成手術には必須条件である．眼瞼の仕上がりを

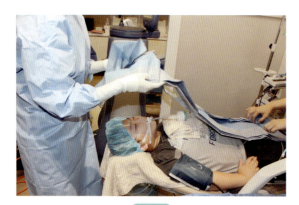

図1　ドレープは縦折りになっている．患者の身体に沿うように置く．

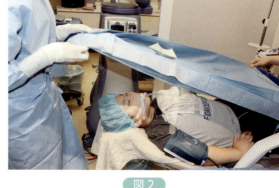

図2　そのまま広げて上半身全体を覆う．

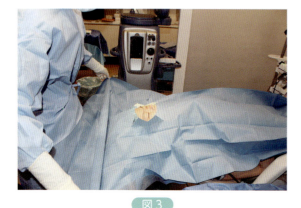

図3　顔上半分を露出させる．

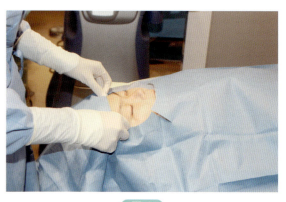

図4　粘着テープを眉毛の上の前額部に貼る．

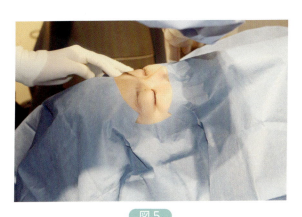

図5 上下左右を貼り付けて終了

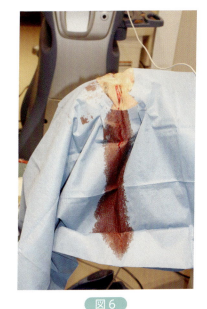

図6 多めの出血があったとしても拡散されて凝血・蒸発していくため，床の汚染は起きにくい．涙道内視鏡や斜視手術などの外眼部手術すべてに有用である．

　左右対称にするためには両側のデザインを比較しながら手術を行うべきであるため，両眼開放できるドレープは必須である．これらの条件を満たしたドレープは，現在メドライン社から販売されている眼形成ドレープ（メドライン・ジャパン合同会社）のみである．米国医療機器振興協会（Association for the Advancement of Medical Instrumentation：AAMI）が定める，ガウンやドレープなどのバリア性能を4段階で示した世界的な基準であるAAMIレベルの最上位のレベル4を取得している．

　最後に，③粘着テープであるが，手術操作でも外れることなく，顔からはがす時に表皮剝離を起こさない程度の粘着力が必要である．筆者の施設での使い方を図1〜6に示す．

ここからスタート！眼形成手術の基本手技

6 ドレーピング
B 眼瞼手術における覆布の選び方

松浦峻行，今川幸宏

1 眼瞼手術と内眼手術の覆布の違い

　眼瞼手術と内眼手術の覆布の相違点として，眼瞼手術では両側を術野に出すこと，眉毛を術野に入れることの2点がポイントになる(図1，2)．

1．両側を術野に出す
　両側を術野に出すことで，対側のまぶたの形状や眼瞼下垂の状態を確認しながら手術を行うことができる．片側のみのドレーピングは術中に左右差を確認することができず，術後の左右差の原因となる．

2．眉毛を術野に入れる
　眉毛の高さは，眼瞼下垂や皮膚弛緩症の状態に影響する．眉毛の位置を無視した眼瞼下垂症手術は，術後の左右差や低矯正の原因となる．

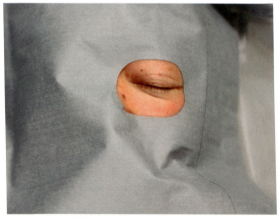

図1　内眼手術のドレーピング
対側の状態がわからないため，術中に左右差を確認することができない．

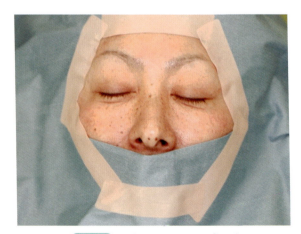

図2　眼瞼手術のドレーピング
左右差と眉毛高を確認しながら手術を行うことができる．片側のみの手術でも，このようにドレーピングをする．

2 実際に使用する覆布

　当科では15 cm穴あきドレープ1枚と，通常のドレープ(穴なし)2枚を使用している(次項参照)．自施設に穴あきドレープがない場合は，通常のドレープを3枚用意し，1枚を術前に15 cm大の穴ができるように切り取って使用すればよい．もちろん内眼手術用のドレープの穴を拡大しても構わない．ドレープの固定には覆布テープなどが使用しやすい．

ここからスタート！眼形成手術の基本手技

6 ドレーピング
C 覆布の掛け方

松浦峻行，今川幸宏

ドレーピングの流れ（図1〜4）と注意点について解説する．何も考えずにドレーピングをすると，術後の仕上がりに影響する可能性があるため，覆布の掛け方にも注意を払わなければならない．

1 ドレーピングの流れ

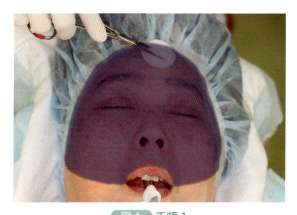

図1　手順1
前額部〜頬部，上口唇付近までを2〜3回消毒する（水色で示した範囲）．

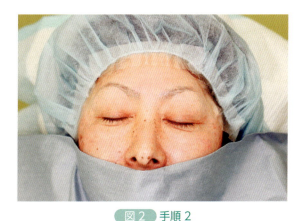

図2　手順2
通常のドレープで鼻から下を覆う（当科では裏面に両面テープが付いたものを使用し，ドレープを固定している）．

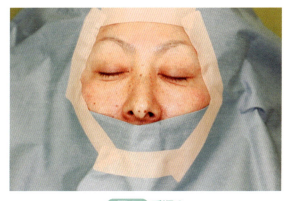

図3　手順3
15 cm穴あきドレープで覆い，テープで固定する．

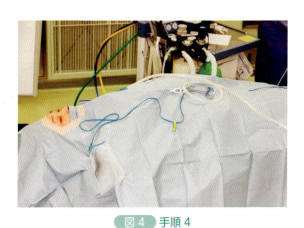

図4　手順4
通常のドレープで体幹を覆い，その上にバイポーラコードなどを設置する．

C．覆布の掛け方

2 ドレーピングの注意点

1. テープ固定の注意点
　頬部の皮膚を引っ張ってテープで固定すると，下眼瞼内反症や外反症の状態に影響する可能性がある．術中定量に影響しないよう，自然な状態で固定するように心がける．

2. 外側の露出
　余剰皮膚切除術では眉毛外側まで切除を要することがあるため，外側の露出が不足しないよう，注意して穴あきドレープを固定する．もし穴の大きさが足りないようであれば，ドレープの穴を拡大切除してから使用する．

ここからスタート！
眼形成手術の
基本手技

7 切開のコツ

ここからスタート！眼形成手術の基本手技

7 切開のコツ

A　メスの選び方と使い分け

笠井健一郎

1　メスは替え刃がおすすめなのはなぜでしょうか？

　切れが悪くなったメス刃を続けて使用すると，メスを押しこむように切開部分に過度の圧力がかかり，鋭い創にならず，不必要な損傷を与えることになる．また，腫瘍を切除したメス刃を続けて使用すると，正常部位に腫瘍細胞を撒き散らす可能性がある．常に鋭利に切れるよう，適宜新しいメス刃に交換する．

2　さまざまな形状のメスがあるのはなぜでしょうか？

　眼形成手術で使用する替え刃には，主に15Cメスと11番メスがある（図1）．
　これらのメス刃は，いずれも装着部分の形状が共通しているため，同じメスホルダーに装着でき，経済的である．刃を交換する際には，ペアンなどを利用して安全に着脱するよう心がける．なお，メス刃とメスホルダーが一体化したディスポーザブルメスを利用すれば，より安全である．

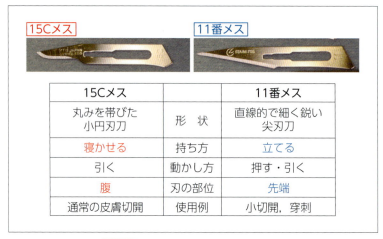

	15Cメス	形状	11番メス
形状	丸みを帯びた小円刃刀		直線的で細く鋭い尖刃刀
持ち方	寝かせる		立てる
動かし方	引く		押す・引く
刃の部位	腹		先端
使用例	通常の皮膚切開		小切開，穿刺

図1　15Cメスと11番メスの違い

15Cメスは，刃先が丸みを帯びた形状（小円刃刀）で，主に刃を寝かせて引くと切れるようになっており，刃の腹の部分を使用する．これは，通常の皮膚切開などで使用する．なお，15Cメスは，15番メスを小型化したもので，小回りが利くため，より繊細な手技が可能で，非常に有用である．
11番メスは，刃先が直線的で細く鋭い形状（尖刃刀）で，主に刃を立てて，刃を押したり引いたりすると切れるようになっており，主に刃の先端部分を使用する．これは，さまざまな小切開や穿刺で使用する．

おまけ

　15C メスは刀に，11 番メスは槍に似ている（図 2）．刀の目的は目標物を断ち切ることである．一方，槍の目的は突きである．効率よく物を断ち切るためには，反りが深く，刃渡りが長いほうが向いているのに対して，効率よく突くためには，反りがなく刃渡りが短いほうが向いている[1]．

　また，「メス」という言葉は日本独自のものであり，オランダ語でナイフを意味する mes に由来している．英語では scalpel（スカルペル）または lancet（ランセット）という[2]．世界五大医学雑誌の 1 つである The Lancet（ランセット）の誌名も手術用メスにちなんで名付けられた[3]．

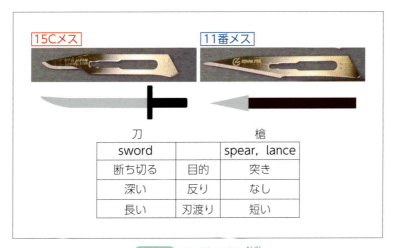

図 2　刀と槍の違い[1)2)]

刀の目的は目標物を断ち切ることである．一方，槍の目的は突きである．効率よく物を断ち切るためには，反りが深く，刃渡りが長いほうが向いているのに対して，効率よく突くためには，反りがなく刃渡りが短いほうが向いている．

謝　辞

　メスの選び方と使い分けについて直接のご指導をいただいた聖隷浜松病院眼形成眼窩外科顧問 嘉鳥信忠先生に深謝の意を表する．

文　献

1) 刀．Wikipedia®．
2) メス（刃物）．Wikipedia®．
3) ランセット．Wikipedia®．
4) 中村泰久：眼瞼周囲の皮膚．眼科診療プラクティス 44．6-9，文光堂，1999．
5) 戸塚靖則：切開と縫合の基本と臨床　メスの種類と使い方．37-42，ヒョーロン・パブリッシャーズ，2003．
6) 笠井健一郎，嘉鳥信忠：デザイン・切開．野田実香編．眼手術学 2 眼瞼．88-95，文光堂，2013．

ここからスタート！眼形成手術の基本手技

7 切開のコツ

B テンションのかけ方（固定）

笠井健一郎

1 なぜ固定が必要なのでしょうか？

　切開の際にはメスの動きにより，組織が移動したり，変形したりすることがある．そのため，固定が不十分であると，刃先が不安定になり，意図せぬ方向や深さにメスが流れ，予定外の切開となることがある．

　正確な切開を行うためには，メスの力に拮抗するような一定で適度なテンションをかけて固定し，切開線がずれないような条件をつくらなければならない（図1）．

　固定の手技であるが，メスを把持している手指以外のすべての手指を利用する．具体的には，利き手でない手の示指と中指，または母指と示指で押さえることと，利き手の小指や薬指で支えることによって行う．また，指先のみを利用すると，点での固定になるが，手指の腹など手指全体を利用すると，線もしくは面での固定が可能となり，より安定する．

　そして，テンションをかける方向であるが，切開線に対し平行方向に固定することにより，メスの動きと拮抗する力で安定した切開を目指す．一方，切開線に対し垂直方向に固

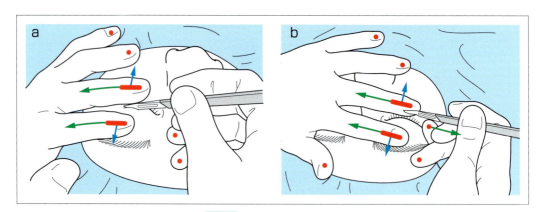

図1　テンションのかけ方

利き手でない手の示指と中指，または母指と示指で押さえることと，利き手の小指や薬指で支えることによって行う．また，指先のみを利用すると，点（赤色点）での固定になるが，手指の腹など手指全体を利用すれば，線もしくは面（赤色線）での固定が可能となり，より安定する．
テンションをかける方向であるが，切開線に対し平行方向（緑色矢印）に固定することにより，メスの動きと拮抗する力で安定した切開を目指す．一方，切開線に対し垂直方向（青色矢印）に固定することにより，創が離開し，刃先を直視できるようになる．
　a：左上眼瞼の場合　　b：右上眼瞼の場合

（文献1より）

定することにより，創が離開し，刃先を直視できるようになる．また，利き手でない手の手指を離さずテンションを持続することにより，挟瞼器のように圧迫止血の効果も期待できる．

まさに，「動かざること山の如し」を実践したい．

2　他の部位と異なる眼瞼特有の固定を難しくする特徴とは何でしょうか？

他の部位と異なり，眼瞼には固定を難しくする特徴があることも念頭に置いておく．

第一に，眼瞼は皮膚に余裕があるため可動性に富むこと．第二に，瞼縁側は皮膚の面積が狭く，手指が当てにくいこと．第三に，涙液や麻酔薬などで皮膚が濡れていると手指が滑ること．これに対しては，切開予定部分の周囲に付着している水分をガーゼでしっかりと拭いておく．第四に，睫毛や眉毛がデザイン線上にかかっていると邪魔になり，皮膚とともに切断してしまう可能性があること．これは，睫毛や眉毛も皮膚と一緒に手指で固定するとよい．第五に，眼瞼内側は鼻の高さが邪魔で固定が難しいこと．これに対しては，外側にしっかりとテンションをかければ，内側は内眥靱帯によって自然に固定される（図2）．

孫子曰く，「敵を知り，己を知れば百戦危うからず」である．

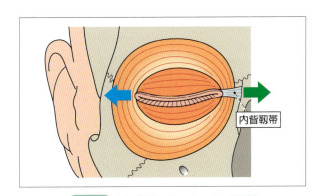

図2　内眥靱帯とテンションの関係
外側（青色矢印）にしっかりとテンションをかければ，内側（緑色矢印）は内眥靱帯によって自然に固定される．

謝　辞
　テンションのかけ方（固定）について直接のご指導をいただいた聖隷浜松病院眼形成眼窩外科顧問　嘉鳥信忠先生に深謝の意を表する．

文　献

1) 笠井健一郎，嘉鳥信忠：デザイン・切開．野田実香編．眼手術学2 眼瞼．88-95，文光堂，2013．
2) 野田実香：切開．眼科プラクティス19 外眼部手術と処置．10-14，文光堂，2008．

ここからスタート！眼形成手術の基本手技

7 切開のコツ
C メスの使い方

笠井健一郎

1 どのようなメスの持ち方がよいでしょうか？（図1）

　メスの持ち方にはテーブルナイフ式などさまざまなものがあるが，眼瞼部とその他の部位では切開法が異なる．眼形成手術では細かな操作が要求されるため，鉛筆やペンを持つ場合と同じように，3本の指でメスを持つペンホルダー式（執筆法）が最も適していると思われる．具体的には，利き手の母指，示指，中指の3本でメスを持ち，残りの薬指や小指の2本を皮膚につけて安定させる．力を抜き，軽く把持し，手首を固定して，なぞるように引くだけで，容易に切ることができる．ただし，ペンホルダー式は，切開幅が短く，波打ちやすいので，注意する．

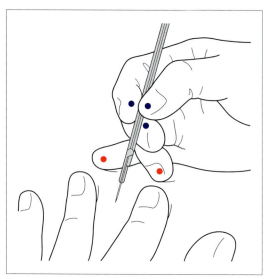

図1 メスの持ち方　ペンホルダー式
利き手の母指，示指，中指の3本（青色点）でメスを持ち，残りの薬指や小指の2本（赤色点）を皮膚につけて安定させる．

（文献1より）

2　メス刃のどこを使ったらよいでしょうか？（図2）

　通常，刃の部分が多く接するようにメスを寝かせて，刃の腹を使用する．一方，急な曲線や細かい切開の場合には，メスを立てて，小回りのきく刃の先端を使用する．メスを寝かせたまま急カーブな切開を行うと皮膚を削いでしまう．

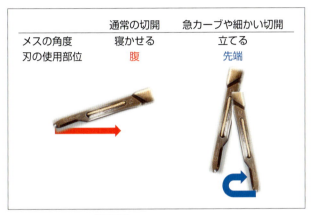

図2　メス刃の使用部位
通常，刃の部分が多く接するようにメスを寝かせて，刃の腹を使用する．一方，急な曲線や細かい切開の場合には，メスを立てて，小回りのきく刃の先端を使用する．

3　削ぎ切りになってしまうのはなぜでしょうか？

　メスを斜めにすると，皮膚の厚さがバラバラになる，いわゆる削ぎ切り，弁状創となる（図3）．弁状創は，縫合時の創不整の原因になり，乾燥や血流障害などを招く．
　切開の角度についての原則は，常に皮膚面に対してメスを垂直に保つことである．
　ここで，もし自施設にコントラバス型手術用顕微鏡があるなら，ぜひ利用したい（図4）．眼科手術用顕微鏡にない最大の特徴は，顕微鏡の角度を自由に変えられることである．Lynch切開など鼻付近の斜面などを切開する場合は，傾斜が急なため，顕微鏡の角度を斜めにすることにより，皮膚面に対して垂直方向から術野を見ることができ，メスを垂直に保ちやすくなる．
　ただし，瘢痕形成術など，計画的に創を斜めに切開する場合もある．

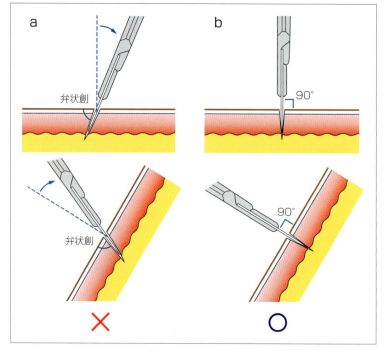

図3　メスの角度

a：斜めの場合．メスを斜めにすると，皮膚の厚さがバラバラになる，いわゆる削ぎ切り，弁状創となる．
b：垂直の場合．切開の角度についての原則は，常に皮膚面に対してメスを垂直に保つことである．

（文献1より）

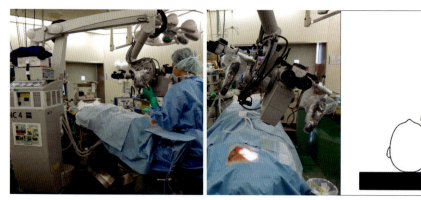

図4　コントラバス型手術用顕微鏡

a：OPMI® Neuro/NC4．眼科手術用顕微鏡にない最大の特徴は，顕微鏡の角度を自由に変えられることである．
b：手術用顕微鏡を斜めにした場合．Lynch切開など鼻付近の斜面などを切開する場合は，傾斜が急なため，顕微鏡の角度を斜めにすることにより，皮膚面に対して垂直方向から術野を見ることができ，メスを垂直に保ちやすくなる．

（文献2より）

4　横断面で切開線の終わりが手前にずれやすいのはなぜでしょうか？（図5）

切開の方向は，矢状面では自分に対し遠位から近位に向かって，また，横断面では利き

手ではない手から利き手のほうへメスを動かすことが基本である．

　切開線の終わりでメスを手首だけで動かしてしまうとずれやすい．終わりの部分はバイオリンを弾くように肘ごと横に引くとずれにくい．

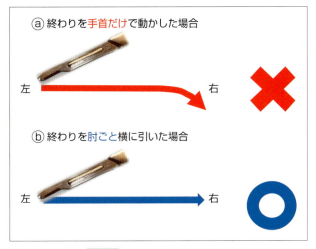

図5　横断面での切開のずれ
　a：終わりを手首だけで動かした場合．切開線の終わりでメスを手首だけで動かしてしまうとずれやすい．
　b：終わりを肘ごと横に引いた場合．終わりの部分はバイオリンを弾くように肘ごと横に引くとずれにくい．

5 当初のデザイン線より術野が狭くなるのはなぜでしょうか？（図6）

　ためらった気持ちだと，端を中途半端に残すような切開になり，デザイン線より切開線が短く，狭い術野となる．一方，端から端まで同じ深さで切開を行うと，創の全長が使えるようになり，全体が見渡せる広い術野を確保できる．

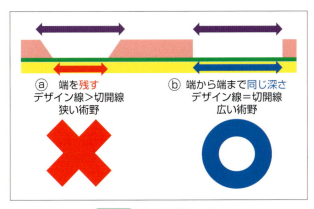

図6　切開と術野の広さ
　a：端を残した場合．ためらった気持ちだと，端を中途半端に残すような切開になり，デザイン線より切開線が短く，狭い術野となる．
　b：端から端まで同じ深さの場合．端から端まで同じ深さで切開を行うと，創の全長が使えるようになり，全体が見渡せる広い術野を確保できる．

6 切開は何回でするのがよいのでしょうか？（図7）

　一気に深く切開しすぎると，本来であれば鈍的に剝離すべき下層組織を損傷し，思わぬ合併症を引き起こす．また，ためらったり，不必要に別の部位を何度も引っかいたりすると，誤った複数の切開線により，組織が断片化し，挫滅や壊死につながるため，注意しなければならない．

　同一線上であれば，目的の深さまで一気に切る必要はなく，数回に分けて構わない．1刀目は，デザイン線上を一息で表皮または皮膚の緊張がはずれる真皮まで切開する．2刀目以降に，1刀目と同一線上を目的の深さまで切開するとよい．

　組織を1つずつ正確に同定しながら，切開を進めることで，安全な手術が可能になる．

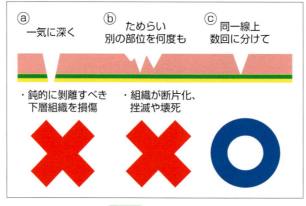

図7　切開の回数
a：一気に深く切開しすぎると，本来であれば鈍的に剝離すべき下層組織を損傷し，思わぬ合併症を引き起こす．
b：ためらったり，不必要に別の部位を何度も引っかいたりすると，誤った複数の切開線により，組織が断片化し，挫滅や壊死につながるため，注意しなければない．
c：同一線上であれば，目的の深さまで一気に切る必要はなく，数回に分けて構わない．

7 デザイン線が太くなってしまった場合には，どうしたらよいでしょうか？（図8）

　常に刃先が見える状態で，デザイン線からずれないよう，線上を忠実に連続的に切開する．

　デザイン線が太くなってしまった場合は，奥の縁を切開するのか，中央を切開するのか，手前の縁を切開するのか，あらかじめどこを切開するのか，自分で決めておかなければならない．最悪の場合，ミリ単位のずれが生じてしまう可能性がある．

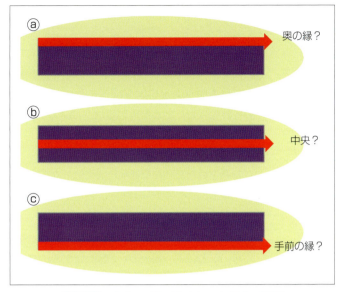

図 8 デザイン線が太くなった場合の切開
デザイン線が太くなってしまった場合は，奥の縁を切開するのか，中央を切開するのか，手前の縁を切開するのか，あらかじめどこを切開するのか，自分で決めておかなければならない．
a：奥の縁を切開
b：中央を切開
c：手前の縁を切開

8 デザイン線が切開前に消失してしまうのですが，どうしたらよいでしょうか？（図9）

局所麻酔薬をデザイン線上の数か所に注入しておくとよい．万が一，デザイン線が消えてしまっても，デザイン線上に針穴が残るため，デザイン線を推測するのに役立つ．

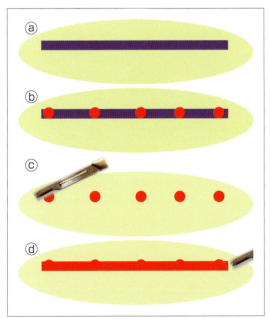

図 9
デザイン線が消失した場合の切開
局所麻酔薬をデザイン線上の数か所に注入しておくとよい．万が一，デザイン線が消えてしまっても，デザイン線上に針穴が残るため，デザインを推測するのに役立つ．
a：デザイン線
b：デザイン線上に麻酔を注射
c：デザイン線が消失しても針穴が残る．
d：デザイン線を推測して切開

おわりに

　すべての手術動作には意味がある．正しい基本手技を確実に身につけ，日々実践するよう心がけたいものである．それにより，正確かつ迅速，そして安全な手術が可能になる．

　これから眼形成手術をスタートする先生方が切開を行ううえで，知っているだけで役に立つ情報を専門医の立場からまとめてみた．基本手技習得の一助になれば大変幸いである．

　謝　辞

　メスの使い方について直接のご指導をいただいた聖隷浜松病院眼形成眼窩外科顧問　嘉鳥信忠先生に深謝の意を表する．

文　献

1) 笠井健一郎，嘉鳥信忠：デザイン・切開．野田実香編．眼手術学 2 眼瞼．88-95, 文光堂, 2013.
2) 笠井健一郎, 嘉鳥信忠：眼窩の形成手術概説．高比良雅之, 後藤　浩編．眼科臨床エキスパート眼形成手術　眼瞼から涙器まで．82-100, 医学書院, 2016.
3) 中村泰久：眼瞼周囲の皮膚．眼科診療プラクティス 44. 6-9, 文光堂, 1999.
4) 戸塚靖則：切開と縫合の基本と臨床　メスの種類と使い方．37-42, ヒョーロン・パブリッシャーズ, 2003.
5) 野田実香：切開．眼科プラクティス 19 外眼部手術と処置．10-14, 文光堂, 2008.

ここからスタート！
眼形成手術の
基本手技

8
剥離のしかた・組織の見分け方

ここからスタート！眼形成手術の基本手技

8 剝離のしかた・組織の見分け方

A 眼輪筋の見え方，知覚神経伴走血管の見え方

田邉美香

　上眼瞼下垂の手術に必要な部位に関して述べる．

　皮膚切開時，挟瞼器を使用しない場合は，左手の示指と中指で下に圧着させるように切開線を挟み込み，切開する（図1．切開のコツは7章を参照）．

　まず皮膚を切開すると直下に眼輪筋が見える．眼輪筋は薄いピンク色で眼瞼に対して水平に走行する（図2）．上眼瞼には三叉神経第一枝（眼神経）の末梢神経が眼輪筋下に走行している．末梢神経は眼輪筋の走行に対して垂直に走行している．末梢神経を切断しても術後合併症を生じることはない（図3）．

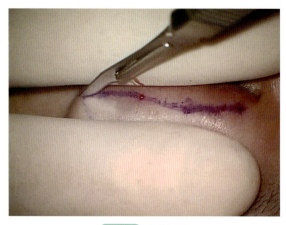

図1　皮膚切開
左手の示指と中指で下に圧着させるように切開線を挟みこみ切開する．

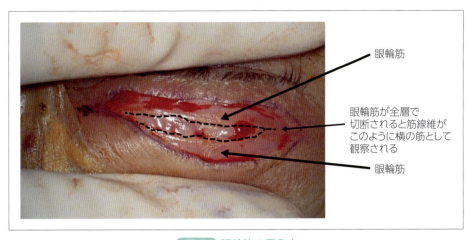

図2 眼輪筋の見え方
眼輪筋は薄いピンク色で眼瞼に対して水平に走行する．

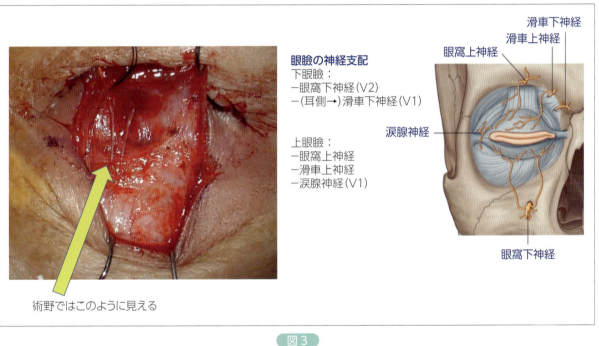

図3

A．眼輪筋の見え方，知覚神経伴走血管の見え方

ここからスタート！眼形成手術の基本手技

8 剝離のしかた・組織の見分け方

B 眼輪筋と眼窩隔膜の剝離

田邉美香

　右利きの場合，右手で剪刀，左手で眼輪筋を把持し眼輪筋を真上に牽引すると，眼輪筋と眼窩隔膜の接着が自ずと疎になり，剝離すべき箇所が明確になる（図1）．

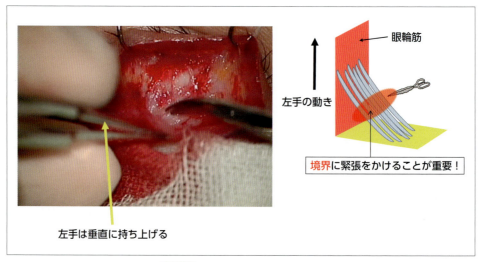

図1 眼輪筋と眼窩隔膜の剝離
剝離する時は剝離したい境界に緊張をかける．

ここからスタート！眼形成手術の基本手技

8 剥離のしかた・組織の見分け方

C 上眼瞼挙筋腱膜と眼窩隔膜の見え方

田邉美香

　上眼瞼挙筋腱膜は前層と後層の2層から構成され，前層は眼窩隔膜と眼輪筋で，皮下に連続し，重瞼線を作成する．後層はミュラー筋の前面に位置し，瞼板下1/3の部位で瞼板に付着するため，開瞼に深くかかわっている．

　眼窩隔膜と上眼瞼挙筋腱膜前層の移行部をホワイトラインと呼ぶ．このホワイトラインは眼窩隔膜から白く透けて見える箇所であり，術中に上眼瞼挙筋腱膜を短縮する際のメルクマールになる（図1）．

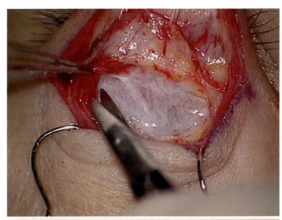
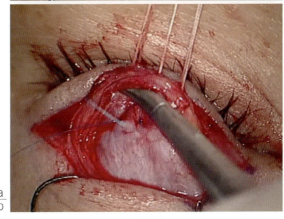

図1
a：眼窩隔膜を切開したところ
b：ホワイトラインに通糸しているところ

ここからスタート！眼形成手術の基本手技

8 剥離のしかた・組織の見分け方
D 上眼瞼挙筋腱膜の切開のしかた

田邉美香

瞼板上縁よりやや瞼縁側を上眼瞼挙筋腱膜切開線とし，あらかじめ切開線上の血管を凝固してから切開する(図1)．

瞼板上縁よりやや瞼縁側(足側)で切開するのは，眼窩隔膜と上眼瞼挙筋前層の合流部より瞼縁側を確実に切開するためである．また辺縁動脈弓は通常瞼板上縁より上側(頭側)を走行している．

これを心がけると，初心者でも眼窩隔膜，挙筋腱膜，辺縁動脈弓を損傷することはない．

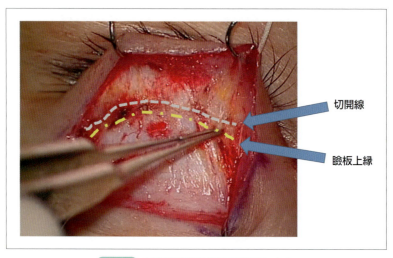

図1 上眼瞼挙筋腱膜の切開のしかた
瞼板上縁よりやや瞼縁側を切開線とし、凝固している．

ここからスタート！眼形成手術の基本手技

8 剥離のしかた・組織の見分け方

E 上眼瞼の瞼板の見え方

田邉美香

上眼瞼の瞼板は縦幅 9 mm，横幅約 25 mm，厚さは 1～1.5 mm の線維組織である．鼻側の瞼板は脂肪変性していることが多い．

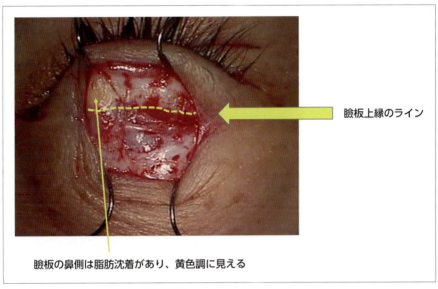

瞼板上縁のライン

瞼板の鼻側は脂肪沈着があり、黄色調に見える

図1　術野での瞼板の見え方

ここからスタート！眼形成手術の基本手技

8 剝離のしかた・組織の見分け方

F 挙筋腱膜とミュラー筋の剝離のしかた

田邉美香

　Aponeurosisとミュラー筋の間には，post-aponeurotic spaceと呼ばれる疎性結合組織があるため，鈍的に容易に剝離できる．
　辺縁動脈弓(superior marginal arterial arcade)はミュラー筋の前面をおおよそ瞼板上縁よりやや上側(頭側)で横走している(図1)．

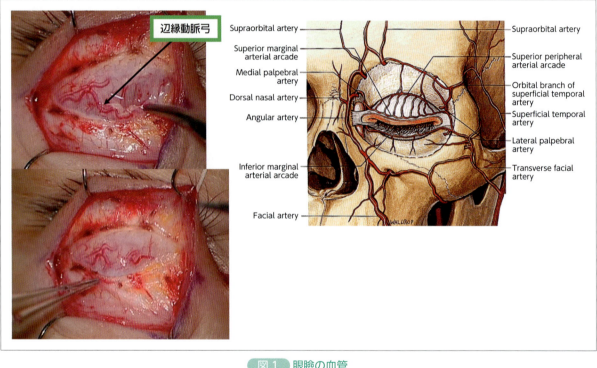

図1　眼瞼の血管
辺縁動脈弓はミュラー筋の前面をおおよそ瞼板上縁よりやや上側(頭側)で横走している．よって，瞼板上縁付近，瞼板の両端が出血の好発部位である．

ここからスタート！眼形成手術の基本手技

8 剥離のしかた・組織の見分け方

G ミュラー筋と結膜の剥離のしかた

今川幸宏

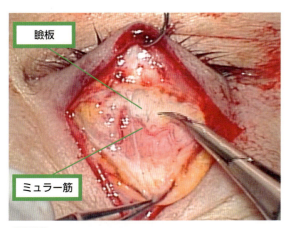

図1 挙筋腱膜を切開し，瞼板に付着するミュラー筋を露出したところ

瞼板に付着するミュラー筋，ミュラー筋上を走行する周辺部動脈弓を確認できる．挙筋腱膜を鑷子で掴み，手前に牽引している．

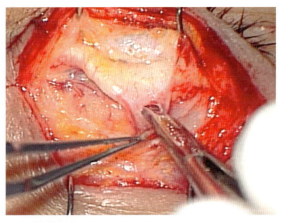

図2 瞼板上縁に付着するミュラー筋に，結膜まで達する「小窓」を作成する

ミュラー筋と結膜の剥離は，瞼板上縁に付着するミュラー筋に結膜まで達する「小窓」を作成することから開始する．スプリング剪刀をミュラー筋の走行に対して垂直に構え，ミュラー筋の線維を鈍的に裂くようにして結膜まで達する隙間を作成する．ここで結膜まで到達せずにこの後の操作を行うと，ミュラー筋の一部を結膜に残して剥離することになるため，この操作は特に慎重に行うよう心がける．

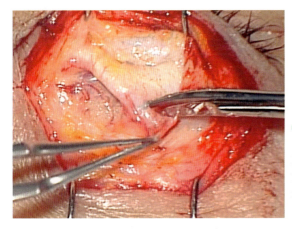

図3
ミュラー筋と結膜の境界を鈍的に剥離する

次いで小窓から見えるミュラー筋と結膜の境界にスプリング剪刀の先端を当て，瞼板の上縁に沿って境界の剥離を鈍的に進める．

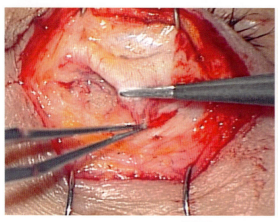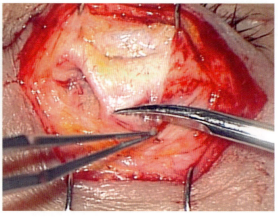

図4　ミュラー筋を瞼板から切断する

ある程度剥離すると，境界はミュラー筋のブラインドになる．境界を確認しづらくなったら，剥離した範囲のミュラー筋を凝固して切断する．この操作を繰り返し，術野全体のミュラー筋と瞼板上縁の剥離を完成させる．境界を確認できない状態で剥離を進めると，結膜に穴を開けたりミュラー筋に切り込んで出血させてしまうため，できる限り境界を確認しながら操作することがポイントである．
　a：剥離した範囲のミュラー筋を凝固する．
　b：凝固したミュラー筋を切断する．

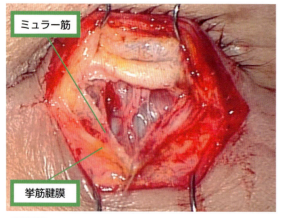

図5　挙筋腱膜とミュラー筋の断端に牽引糸をかける

ミュラー筋を瞼板上縁から剥離できたら，挙筋腱膜とミュラー筋の断端に牽引糸（4-0 絹糸）をかけて一塊にする．

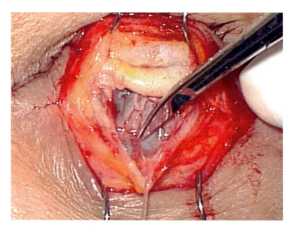

図6　ミュラー筋の裏面と結膜を剥離する

ミュラー筋の裏面と結膜との境界は，牽引糸を手前に牽引して境界にテンションをかけると確認しやすくなる．境界にテンションがかかっていれば，層間の接着は弱いためスプリング剪刀で鈍的に剥離することができる．

ここからスタート！眼形成手術の基本手技

8 剥離のしかた・組織の見分け方

H 眼窩隔膜の切開のしかた

今川幸宏

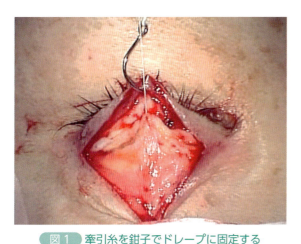

図1　牽引糸を鉗子でドレープに固定する

挙筋腱膜の前面を露出するためには，眼窩隔膜を切開する必要がある．挙筋腱膜を瞼板から剥離した後に眼窩隔膜を切開する場合は，眼窩隔膜に十分なテンションがかかるように挙筋腱膜の断端を牽引し，牽引糸を鉗子でドレープに固定しておくと切開しやすい．

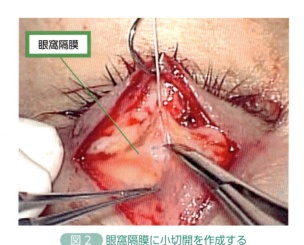

図2　眼窩隔膜に小切開を作成する

眼窩隔膜を切開する際には，眼窩隔膜と同時に挙筋腱膜を切開しないよう注意しなければならない．
ここでは，筆者が考える眼窩隔膜を安全に切開する手順を提示する．
眼窩隔膜は反転部のやや頭側で切開するが，一気に切開するのではなく，まず中央付近で眼窩隔膜に小切開を作成する．この際，鑷子で眼窩隔膜を持ち上げ，挙筋腱膜と眼窩隔膜の間にスペースを作成しながら切開すると挙筋腱膜を損傷しにくい．

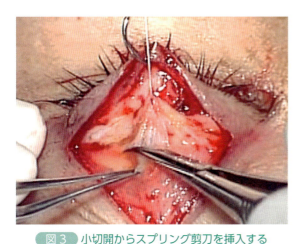

図3　小切開からスプリング剪刀を挿入する

小切開からスプリング剪刀を挿入し，眼窩隔膜以外の組織が刃先に挟まれていないことを確認する．

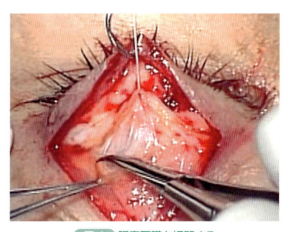

図4　眼窩隔膜を切開する

眼窩隔膜を手前に牽引してテンションを保ちながら，眼窩隔膜のみを確実に切開する．

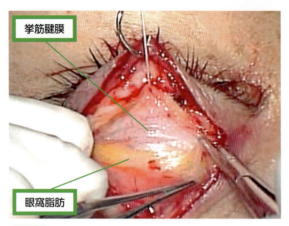

図5 眼窩隔膜の切開を完成させ，挙筋腱膜を露出する

眼窩隔膜は両サイドまで十分に切開しておく．眼窩隔膜の切開を完成させると，挙筋腱膜の前面と眼窩脂肪が確認できる．

ここからスタート！眼形成手術の基本手技

8 剥離のしかた・組織の見分け方

I 挙筋腱膜の見え方

今川幸宏

　眼窩隔膜を切開した後の挙筋腱膜と眼窩脂肪の見え方はバリエーションに富んでおり，それらを認識していないと，組織の同定ができなくなってしまうことがある．本項では，挙筋腱膜の見え方について，いくつかのバリエーションを提示する．

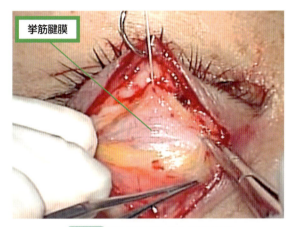

図1　薄いまぶたの人の見え方

薄いまぶたの人は挙筋腱膜の前にある眼窩脂肪（腱膜前脂肪：preaponeurotic fat pad）が少ないため，眼窩隔膜を切開するとすぐに挙筋腱膜が露出する．挙筋腱膜の露出は容易であるが，眼窩隔膜と同時に挙筋腱膜を切開しないように注意する必要がある．

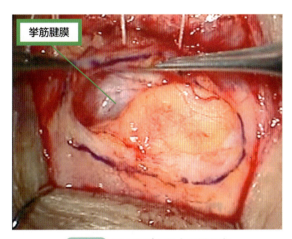

図2　厚いまぶたの人の見え方

厚いまぶたの人は挙筋腱膜の前にある眼窩脂肪の量が多く，眼窩隔膜を切開しても眼窩脂肪が邪魔になるため挙筋腱膜を確認しづらい．

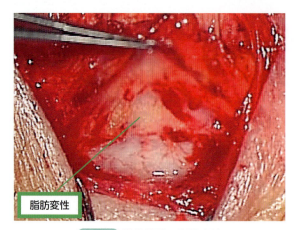

図3 挙筋腱膜の脂肪変性

通常，挙筋腱膜は白い光沢のある組織として確認できるが，加齢に伴い脂肪変性や脂肪浸潤を生じていることがある．このような場合に，挙筋腱膜を眼窩脂肪と誤認して損傷しないよう，挙筋腱膜の見え方にはバリエーションがあることを認識しておく必要がある．

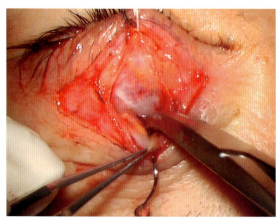
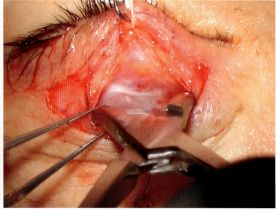

a|b

図4 挙筋腱膜を露出する手順

挙筋腱膜を露出するためには，挙筋腱膜と眼窩脂肪間の結合織を処理する必要があるが，疎な結合でつながっているだけであり，モスキート鉗子などで鈍的に剥離すれば容易に処理することができる．
 a：モスキート鉗子の先端を挙筋腱膜と眼窩脂肪の間に挿入する．
 b：モスキート鉗子の先端を開いて鈍的に剥離する．

ここからスタート！眼形成手術の基本手技

8 剥離のしかた・組織の見分け方

J 眼窩脂肪の見え方，切除方法

今川幸宏

通常の眼瞼下垂症手術，上眼瞼内反症手術では，眼窩脂肪を切除する必要はない．しかし，腫れぼったいまぶたをすっきりとした印象にしたい場合や，開瞼や重瞼形成に対する抵抗など，眼窩脂肪が機能的な問題の原因になる場合には，必要に応じて眼窩脂肪を切除する．

1 最低限知っておくべき基礎知識

眼窩隔膜を切開した際に現れる上眼瞼の眼窩脂肪は，中央〜外側および内側の2つのコンパートメント（fat pad）から形成されている．切開してすぐに確認できる脂肪は，中央〜外側のコンパートメントの眼窩脂肪であり，preaponeurotic fat pad（腱膜前脂肪）と呼ばれる．内側のコンパートメントは medial fat pad と呼ばれ，加齢により前方に移動してくると，高齢者にみられる上眼瞼内側の隆起を引き起こす．

2 眼窩脂肪切除の危険性

眼窩脂肪切除（図1〜5）は危険を伴う操作であることは，知っておかねばならない．眼窩脂肪を切除する際に過度に脂肪を引っ張ると，脂肪周囲の動脈が破綻し，球後出血を生じることがある．また，脂肪切除断端からの出血も球後出血の原因となりうる．上眼瞼形成術後の，球後出血による視力低下の発生確率は 0.04〜0.0045％ と報告されており[1]，場合によっては失明に至ることもある．不幸な結果を招かないよう，眼窩脂肪切除は慎重に行う必要がある．

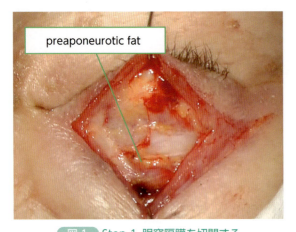

図1　Step 1　眼窩隔膜を切開する

眼窩隔膜を切開すると，被膜に覆われた黄色の脂肪が現れる．これはpreaponeurotic fat padを形成する脂肪である．

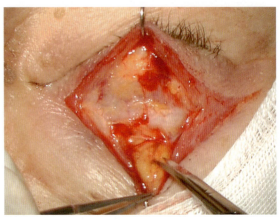

図2　Step 2　脂肪を覆う被膜を切開する

眼窩脂肪は被膜に覆われているため，被膜を切開しないと前方に引き出すことができない．被膜をスプリング剪刀で切開すると，容易に脂肪を引き出せるようになる．

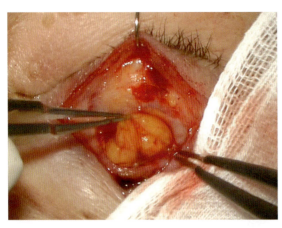

図3

Step 3　被膜を脂肪から剝離し，脂肪を引き出す

被膜を脂肪から鈍的に剝離し，脂肪を前方に引き出す．出血した際にすぐに止血できるよう，筆者は有鉤鑷子とバイポーラ鑷子を用いて行っている．前述のとおり，過度に脂肪を引っ張ると球後出血を生じる可能性があるため，無理のない程度に行うことが重要である．

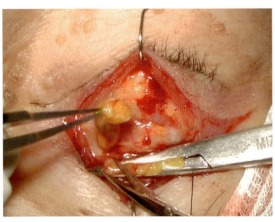 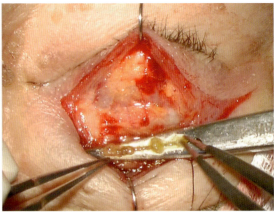

a｜b

図4　Step 4　脂肪を切除する

脂肪から出血させないよう，切除する際はモスキート鉗子で脂肪をクランプしてから切断し，断端を止血して鉗子を外す．鉗子ぎりぎりで切断すると止血しづらいため，筆者は少し断端を残すようにして切断している．
a：モスキート鉗子で脂肪をクランプして切断
b：脂肪の断端を凝固して止血

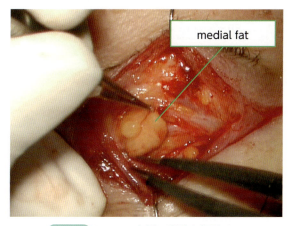

図5 Step 5 内側の脂肪を切除する

上眼瞼内側の隆起を改善させたい場合や，内側のボリュームを減らしたい場合には，medial fat padからも脂肪を切除する．Preaponeurotic fatとは別の被膜によって覆われているため，通常は意識的に被膜を開けないと脂肪は出てこない．わかりづらい場合もあるが，preaponeurotic fatと比較してmedial fatは色調が白っぽく見えることが目印になる．

文 献

1) Hass, A.N., et al. : Incidence of postblepharoplasty orbital hemorrhage and associated visual loss. Ophthal Plast Reconstr Surg. 20：426-432, 2004.

8 剥離のしかた・組織の見分け方

K 眼輪筋と眼窩隔膜の剥離

今川幸宏

　下眼瞼の眼輪筋と眼窩隔膜の剥離の方法は，基本的には上眼瞼と同様であるが，baggy eyelidや眼窩疾患の手術では，眼窩縁まで眼輪筋と眼窩隔膜を剥離する技術が必要になる．そこで本項では，眼輪筋と眼窩隔膜を眼窩縁まで剥離する方法について解説する（図1〜7）．

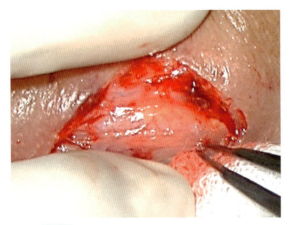

図1　右下眼瞼の皮膚切開を終えたところ
まず，皮膚および眼輪筋の全層をメスで切開する．眼輪筋からの出血を，バイポーラで止血している．

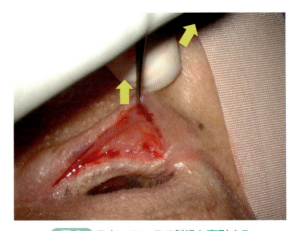

図2　スキンフックで創縁を牽引する
眼輪筋と眼窩隔膜を正しく層間で剥離するためには，層の境界にテンションをかけながら剥離を進めることが重要である．スキンフックで創縁を垂直方向に牽引しつつ，かつ左手指で頬部の皮膚を足側に牽引することで，効率よくテンションをかけることができる．

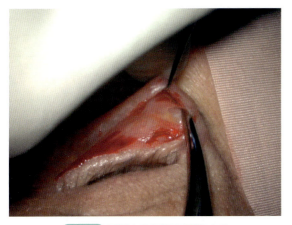

図3 耳側から剥離を開始する

層の境界にテンションをかけながら，耳側端の眼輪筋と眼窩隔膜の境界に反剪刀の先端を当て，鈍的に剥離していく．

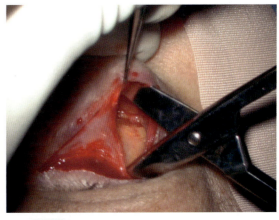

図4 鼻側および眼窩縁方向に剥離を進める

剥離する層をずらさないように注意しながら，鼻側および眼窩縁方向へ剥離を進める．この際，眼輪筋の裏面を確認しながら剥離を進めるようにすると，層をずらしにくい．

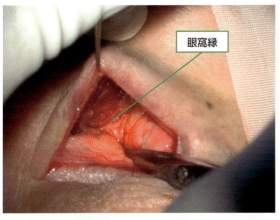

図5 眼窩縁を確認する

適切な層で剥離を進めていくと，眼窩縁まで到達する．眼窩縁が確認できない場合は，眼輪筋もしくは眼窩隔膜内を操作している可能性が高く，もう一度手前から剥離し直す必要がある．

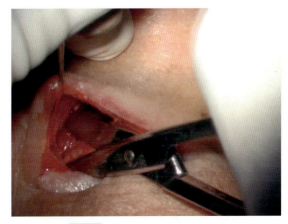

図6 鼻側端まで剥離を進める

眼窩隔膜は鼻側に近づくほど薄くなるため，鼻側端まで剥離を進める場合は，眼窩隔膜を損傷しないようより慎重に操作する必要がある．

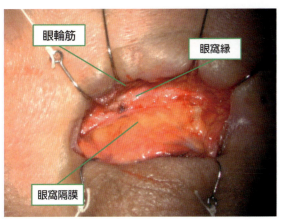

図7 眼輪筋と眼窩隔膜の剥離が完成したところ

眼輪筋は釣り針鈎で足側に牽引されている．手前に眼窩隔膜に覆われた眼窩脂肪，眼輪筋と眼窩隔膜の間に眼窩縁が確認できる．

K．眼輪筋と眼窩隔膜の剥離

ここからスタート！眼形成手術の基本手技

8 剥離のしかた・組織の見分け方

L 下眼瞼・瞼板の出し方，見え方

今川幸宏

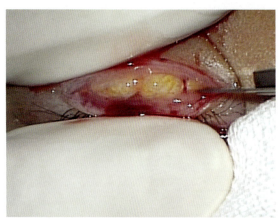

図1 左下眼瞼の皮膚切開を終えたところ
皮膚切開時に，皮膚および眼輪筋の全層をメスで切開してから次の行程に進むと，その後の展開が楽になる．

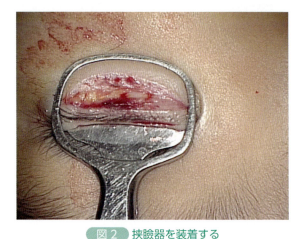

図2 挟瞼器を装着する
下眼瞼の展開は，挟瞼器を使用したほうが組織を固定しやすく，操作しやすい．

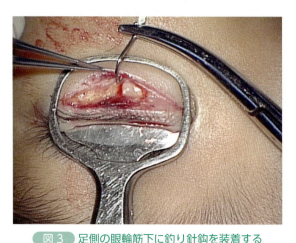

図3 足側の眼輪筋下に釣り針鉤を装着する
瞼板までは，瞼縁側の眼輪筋下を瞼縁に向かって剥離して到達するが，この際に足側の眼輪筋を釣り針鉤で牽引しておくと，層の境界にテンションがかかるため剥離しやすくなる．

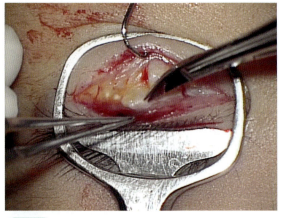

図4 瞼縁側の眼輪筋下を瞼縁に向かって剥離する
眼輪筋とその下の組織（lower eyelid retractors 前層）の間を，スプリング剪刀を用いて剥離していく．この際，眼輪筋の裏面を確認しながら剥離を進めるようにし，層をずらさないように注意する．

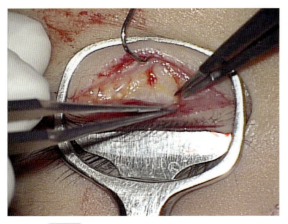

図5 眼輪筋下を走行する血管の処理

眼輪筋下には数本の血管が走行している．無駄に出血させないよう，必要に応じて凝固・切断しながら剝離を進める．

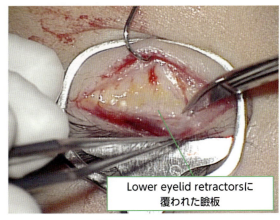

Lower eyelid retractorsに覆われた瞼板

図6 瞼板の同定

眼輪筋下の剝離を進めていくと，lower eyelid retractorsに覆われた瞼板のシルエットが確認できる．

ここからスタート！眼形成手術の基本手技

  剥離のしかた・組織の見分け方

 下眼瞼牽引筋腱膜（LER）の剖出

鹿嶋友敬

　下眼瞼牽引筋腱膜（lower eyelid retractors；以下，LER）は，上眼瞼における上眼瞼挙筋のミラーイメージにあたる構造であり，下直筋と連続しているため下直筋と連動している．下方視時には下直筋の収縮とともに眼球が下転するが，LERも同時に牽引されることで下眼瞼が引き込まれ，視野を障害しないようになっている．LERの剖出は下眼瞼内反症の手術時に必要となるため，その手技について記す．

　挟瞼器はLERの剖出に非常に有用である．積極的に活用することをお勧めする．十分な範囲に麻酔を行い，鎮痛を得たのちに下眼瞼に挟瞼器をかける．ここでしっかりと脱血しておくこと．挟瞼器は円蓋部まで十分に押し込んでおく．

1 LER後方の剥離

　まずLER後方の剥離の方法を記載する．15番メスで睫毛下を切開し，スプリング剪刀などで瞼板に到達する（図1）．中村氏釣針型開創鈎などで創部を展開する（図2）．瞼板から下方に剥離を進めると透明な組織が出てくる．これがLERと結膜である（図3）．LERは結膜と癒着しており両方とも半透明の組織であるため，判別するのは難しいように見える．しかし結膜がやや硬い組織で弾力性に乏しいのに対してLERは柔らかく弾力性のある組織であるため，スプリング剪刀などでそれらを鈍的または鋭的に組織を分けていくことはそれほど難しくない．LERを垂直方向に持ち上げると，挟瞼器に固定されている結膜と動きが異なることが理解できるはずである．そのまま境界部分に剪刀の先端を入れて鈍的に剥離する（図4）．何度も繰り返すと一部が剥離できずに残るので，その部分は切離する．結膜には上下方向に走っている血管があるのに対してLERは血管に乏しい組織である．また，先述のように硬さが異なるため，誤って結膜を切開した場合には強く抵抗を感じるはずである．結膜に穴が開いてしまっても放置して問題になることはない．挟瞼器をかけたままできるだけ下方にまで剥離を進める（図5，6）．

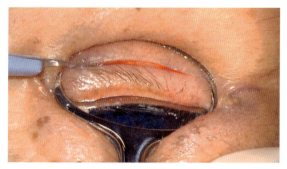

図1
挟瞼器をかけて脱血する．睫毛の下 2 mm 程度の部位で切開する．

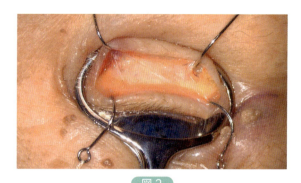

図2
中村氏釣針型開創鈎で術野を展開すると，瞼板とそこに付着する LER が見える．

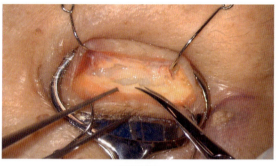

図3
瞼板下縁で LER を切開する．LER は柔らかく，結膜は硬いので感触でわかるはずである．間違って結膜を切ってみるとわかる．その場合，結膜に開いた穴はそのまま放置してよい．

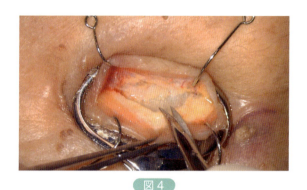

図4
瞼板下縁の LER 切開を進める．

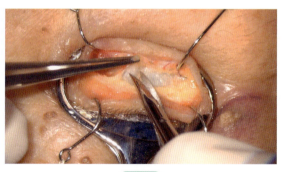

図5
次に LER と結膜の間を剥離する．LER の断端を持ち上げて疎な結合織を切開剥離するとよい．LER は薄いのでボロボロにならないように留意する．

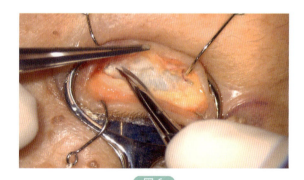

図6
挟瞼器で挟まれている位置ぎりぎりまで剥離を進める．

2 LER 前面の剥離

次にLERの前面の剥離に移る．眼輪筋の後面には眼窩隔膜などの組織があり，その中にLERがある．挟瞼器をかけたまま，眼輪筋の後面を剥離する（図7〜9）．次に挟瞼器を外すと，LERは眼窩深部に向かうベクトルであるために剖出しやすくなる．またLERの前面には眼窩脂肪があるため，眼窩脂肪がわかれば，下方に押し下げると自然とLER前面の剖出ができる．

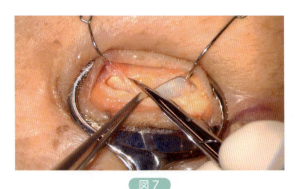

図7
次にLER前面を剖出する．眼輪筋をメルクマールにして，その後面を剥離する．

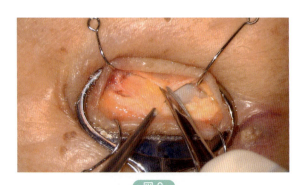

図8
LER剖出を挟瞼器の縁まで進める．

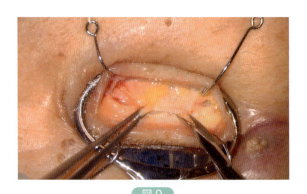

図9
シート状のLERが剖出されている．

ここからスタート！眼形成手術の基本手技

8 剝離のしかた・組織の見分け方

N 外眼角腱の剖出

鹿嶋友敬

　外眼角腱（lateral canthal tendon；LCT）の剖出は主に下眼瞼の内反・外反・下垂などの場合に必要となる．これらの病態が眼瞼の支持組織のたるみであるため，外眼角腱の剖出をして引き締める必要があるためである．内眼角を固定する内眼角腱（medial canthal tendon）はしっかりと骨に固着した組織であるが，LCTはもともとある程度動くことが必要な構造で，ゆるく骨に固定されている．これは瞬目を考えると理解しやすい．閉瞼時に内眼角の位置は動かないが，外眼角の位置は内側に偏位するのである．そのために少し遊びのある構造になっている．もっとも，通常では外眥を強く前方に引っ張ってもLCTの構造があるため，眼球からほとんど浮くことはない．外眼角腱へのアプローチには，外眼角

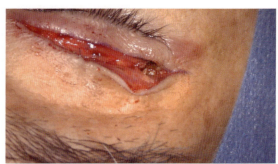

図1 皮膚と眼輪筋を切開し，止血をしたところ

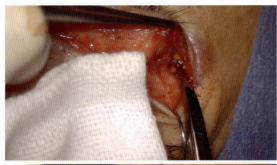

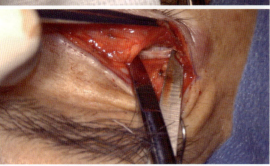

図2 最初にLCT外側に剪刀を挿入する（a）．剪刀の先端を開いて，スペースを作る（b）．何度か繰り返して眼窩骨の外側のスペースを確保する（c）．

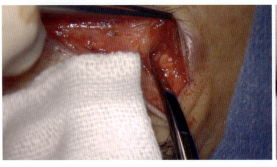 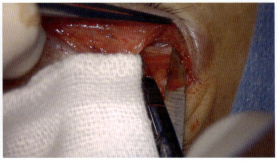

図3
次に LCT の内側に剪刀を当てて (a), 内側も剥離してスペースを作る (b).

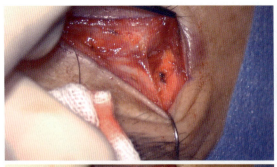 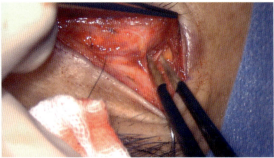

図4
LCT 内側と外側にスペースが作成され，中央に残存した部分が LCT である (a)．LCT を挟むようにバイポーラ鑷子を差し込み (b), しっかり凝固する (c).

切開と上眼瞼睫毛上切開と2通りある．外眼角切開はそのまま外眼角を眼窩骨に向かって垂直に切開していく方法であり，LCT も上下に分離される．LCT の操作は一部眼窩内への操作となるため，LCT 周囲の眼窩内に正確に麻酔を注入しておかないと疼痛が強く出るため留意する．具体的には通常の皮膚への麻酔のほかに LCT の上下の眼窩内に 0.5 ml ずつ麻酔を注入するべきである．

上眼瞼睫毛上切開からのアプローチでは，重瞼があれば重瞼部を切開ラインとする．重瞼がない場合には睫毛上 2 mm 程度を切開ラインとする (図 1)．15 番メスを使用して皮膚・眼輪筋の切開を行い，眼窩隔膜を剖出する．その後 LCT より外側に剪刀を入れ鈍的にスペースを作る (図 2)．次に，LCT 内側に剪刀を入れてスペースを作成する (図 3)．適切な麻酔が行われていれば疼痛はないはずである．次に，作った2つのスペースにバイポーラの先端部をそれぞれ差し込み，これから切離する LCT と LCT に並走している血管を焼灼する (図 4)．その後これらの構造を一体にして切離すると外眥部の可動性が増し，手術前と異なり，牽引すると 3 cm 程度眼球表面からも離れることが確認される (図 5)．もし可動性がそれほど上がっていないようであれば LCT の切離が不十分であるため，外眥

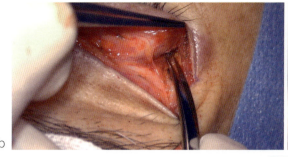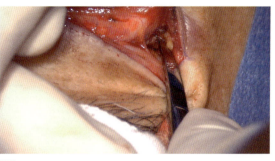

図5
剪刀で(a), 切離する(b).

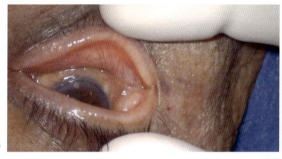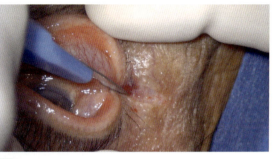

図6
Lateral tarsal strip を行う場合には上下眼瞼を分離して外眼角腱を剖出する(a). 上下眼瞼皮膚の中央を切開する(b).

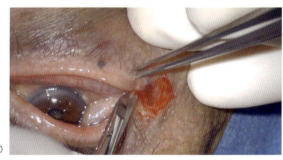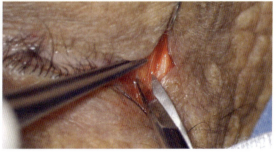

図7
上下眼瞼結膜の中央を切開し, (a). さらに深部に切開を進める(b).

部と眼窩骨壁の間にある硬い組織を探して再度切離を行うとよい.

外眥部切開でのアプローチでは，最初に外眼角の頂点を皮膚割線に沿って横に切開をする. メスで眼球を傷つけないように注意する(図6). そのままスプリングハンドル剪刀などで切開を進め, 眼窩外壁に達する(図7). この術野ではLCTが上下2つに分離している状態であり，手術の目的によって上下のLCTのどちらか一方もしくは両方を切離して創を展開する(主に下眼瞼であると考えられるため，本項では下眼瞼について説明する). 瞼板前面で眼窩内のスペースに眼窩剪刀などを入れ，大きく開くと眼窩脂肪と後葉の構造にスペースができるので(図8), そこに剪刀の片刃を入れて切開するとLCTの下脚が切断できる(図9). そのまま結膜と下眼瞼牽引筋腱膜を切開すると, 眼窩腫瘍の時に使用される swinging eyelid approach となる. また, 瞼板の一部を短縮して眼窩骨壁に縫着すると下眼瞼下垂, 下眼瞼内反, 下眼瞼外反で行われる lateral tarsal strip となる(図10).

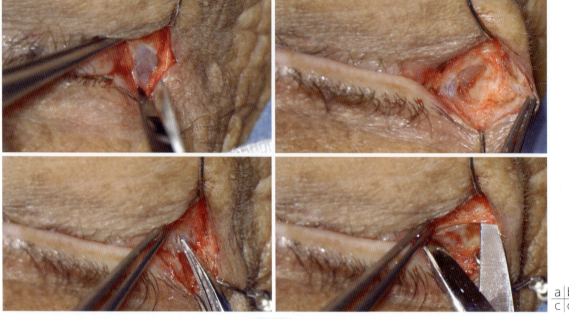

図8
眼窩脂肪の被膜や眼窩隔膜などが剖出されてくる(a). 眼窩内組織の外側には眼瞼を眼窩縁の外側に支持している組織が存在している(b). 眼窩内の結合組織を剥離するために剪刀の先端を当て(c), そのまま鈍的に剥離を行い, トンネルを作成する(d).

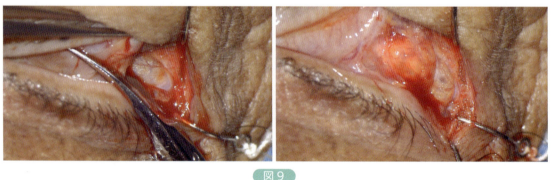

図9
作成したスペースに剪刀の片刃を入れる(a). そのまま切開すると外眼角腱が切離され, 下眼瞼の固定が外れる. 術野から眼窩脂肪が露出する(b).

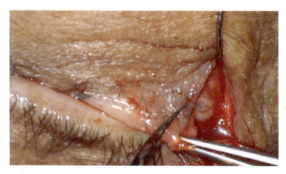

図10
Lateral tarsal strip を行う際には皮膚と瞼板の一部を切除し, 断端を眼窩外側縁に縫合固定する.

ここからスタート！
眼形成手術の
基本手技

9
止血を極める

ここからスタート！眼形成手術の基本手技

9 止血を極める
A モノポーラとバイポーラ 止血の原理と通電形式の違い

今川幸宏

1 止血の原理

　モノポーラとバイポーラは通電形式が異なるものの，止血の原理は同様である．両者ともに電流を取り込んで高周波領域まで上昇させ，高周波電流を組織へ集中させる仕組みになっている．高周波電流が集中した組織にはジュール熱が発生し，細胞蛋白質が熱凝固され止血される．

2 高周波電流について

　電流は周波数が高くなるほど，人体に対する影響は小さくなる．家庭用電流が50〜60 Hzであるのに対し，凝固装置では200 kHz〜3.3 MHzの範囲の高周波電流が使用されている（図1）．神経や筋肉へ影響する電流の周波数は100 kHz程度までとされており，モノポーラやバイポーラは高周波電流を用いることで，人体に使用しても感電しないように設計されている．

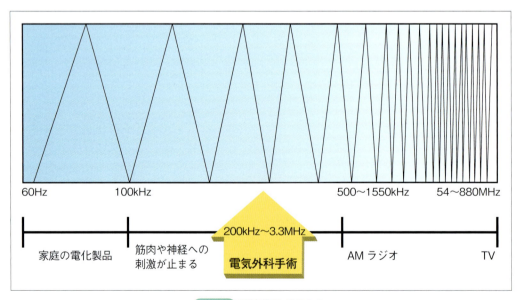

図1　周波数スペクトル

3 通電形式の違い

1. モノポーラ

　メス先電極と呼ばれる電極プローブ(図2-a)，対極板と呼ばれる人体に貼り付ける金属板，高周波電流を発生させる電源装置から構成されており，いわゆる電気メスのことである．高周波電流はメス先電極の先端から患者の体内に通電され，対極板を経由して電源装置に戻る仕組みになっている(図3)．モノポーラはメス先電極の先端が接している周囲組織をすべて凝固するため(図2-b)，ピンポイントな止血操作には適していない．

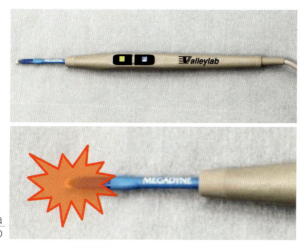

図2　モノポーラのメス先電極
モノポーラは電極が接している周囲組織をすべて凝固する．

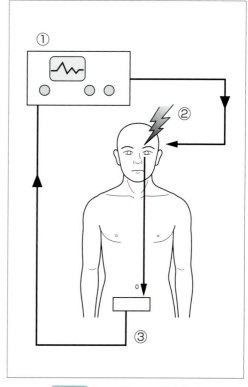

図3　モノポーラの基本構造
①電源装置，②メス先電極，③対極板

2. バイポーラ

　バイポーラ鑷子と呼ばれる鑷子型の電極プローブ(図4-a)と，高周波電流を発生させる電源装置から構成される．モノポーラはメス先電極と対極板が電極になっているのに対し，バイポーラは鑷子の先端がそれぞれ電極になっているため，対極板を必要としない．鑷子先端の電極間にのみ通電されるため(図4-b)，周囲組織を焦がすことなくピンポイントに止血することができる．繊細な組織を取り扱う眼形成手術では，バイポーラを使用すべきである．

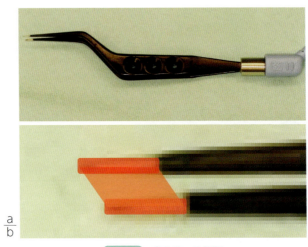

図4　バイポーラ鑷子
バイポーラは鑷子先端間の組織だけを凝固する．

ここからスタート！眼形成手術の基本手技

9 止血を極める
B バイポーラの使い方

今川幸宏

　止血操作の行程は，出血点を確認する作業とそれを止血する作業に分けることができる．本項では止血する作業のポイントとなる，バイポーラの使い方について要点をまとめた．

1 バイポーラ鑷子の先端を開いて凝固する

　バイポーラは鑷子の先端間に通電して凝固するため，先端を少し開いた状態で使用する必要がある（図1）．手術に慣れない術者は，バイポーラ鑷子で組織をつまむようにして凝固しがちであるが（図2），それでは効果的に止血することができない．

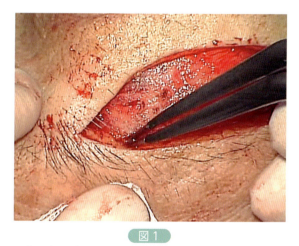

図1
バイポーラ鑷子は先端を少し開いた状態で使用する．

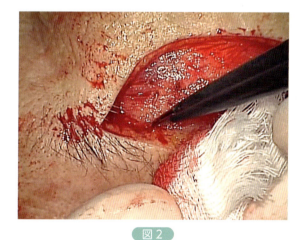

図2
バイポーラ鑷子で組織をつまむように凝固すると，効果的に止血することができない．

2 バイポーラ鑷子の向きと傾きを意識する

　皮膚の近くを止血する際，誤って皮膚を凝固しないように注意する．不要な凝固を避けるためには，バイポーラ鑷子の向きと傾きを調整し，通電部が出血点以外に接触していないことを確認して凝固しなくてはならない．

3 ガーゼの使い方

　止血する作業では，バイポーラの使い方と同様にガーゼの使い方にも気を使いたい．出血点には必ずガーゼの端を当てるようにし，出血を吸収しつつ少しずつずらしながら凝固していく（図3）．丸めたガーゼでは，出血点だけにガーゼを当てることができないため，ガーゼは八つ折りにして使用したほうがよい．

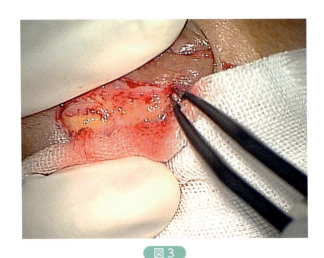

図3
出血点には必ずガーゼの端を当てるようにし，出血を吸収しつつ，少しずつずらしながら凝固していく．

ここからスタート！眼形成手術の基本手技

9 止血を極める
C 出血する部位，まとめ

今川幸宏

出血しやすい部位を覚えておけば，出血が多く出血点を確認しづらい場合でも，焦らずに対応することができる．以下に覚えておきたい眼瞼の出血部位をまとめた．

1 眼輪筋

筋肉は血流が豊富な組織であり，切開すれば必ず出血する．手術のスタートとなる皮膚，眼輪筋の切開時は，眼瞼手術で最も出血する場面であるが(図1)，ここでの止血操作をスムーズにできるようになれば，手術が格段に速くなる．

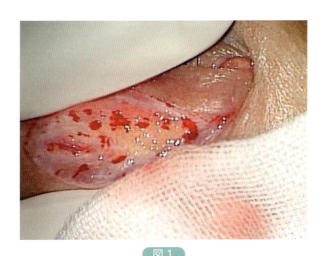

図1
皮膚，眼輪筋の切開時は，眼瞼手術で最も出血する場面である．

2 動脈弓

上眼瞼には2本，下眼瞼には1本の動脈弓が走行している(図2)．周辺部動脈弓(peripheral arcade)は上眼瞼にのみ存在する蛇行した血管であり，瞼板の上縁付近で挙筋腱膜とミュラー筋の間を走行している．辺縁部動脈弓(marginal arcade)は上下眼瞼ともに瞼縁から約2～3mmの位置で，瞼板の前面を走行している．いずれも切断すると多量に出血するが，断端を見つけて凝固すれば問題なく止血できる．

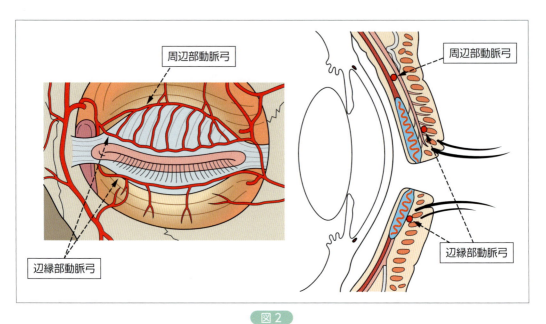

図2
上眼瞼には2本，下眼瞼には1本の動脈弓が走行している．

3 三叉神経の伴走血管

　眼輪筋と眼窩隔膜の層間には，三叉神経の終末枝が血管を伴って走行している(図3)．神経を横切って組織を切断する場合には，無駄な出血を避けるため，先に神経を凝固してから切断するように心がける．

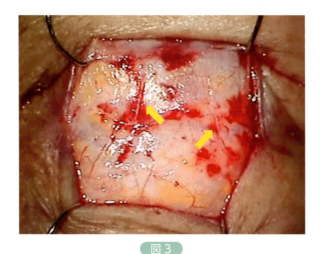

図3
眼輪筋と眼窩隔膜の層間には，三叉神経の終末枝が血管を伴って走行している．

文　献

1) Dutton, J.J.：Atlas of Clinical and Surgical Orbital Anatomy. 88, Elsevier, 2011.

ここからスタート！眼形成手術の基本手技

9 止血を極める

D 出血点見極めのコツ

今川幸宏

出血点をスムーズに確認できるようになれば，より早く，より確実に止血することができる．以下に筆者が意識している，出血点を見極めるためのコツを述べる．

1 皮膚切開時の出血点の見極め

皮膚切開時は出血が多く，出血点の見極めが特に難しいが，創縁を圧迫しながら術野を観察することで，出血点を確認しやすくなる．具体的には，左手の示指と中指で創を開きつつ，創縁を背側に押し込むように圧迫しながら出血点を確認する（図1）．こうすることで，切開した断面からの出血を駆血できるため，よりスムーズに出血点を確認することができる．

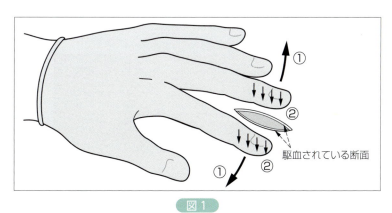

図1

皮膚切開時は，左手の示指と中指で創を開きつつ（①），創縁を背側に押し込むように圧迫（②）しながら出血点を確認する．

2 切開創の端や断面からの出血に対する対応

切開創の端や断面からの出血は，皮膚のブラインドとなって確認しづらいことが多い．このような場合はやみくもに凝固せず，左手に持つ鑷子で創縁をめくり，きっちりと出血点を確認してから凝固する（図2）．切開創の端や断面からの出血に対しては，左手のアシストを積極的に使うことが重要である．

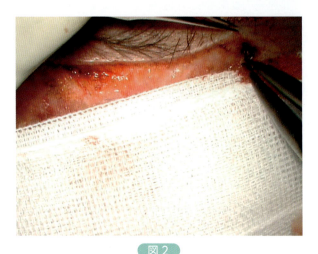

図2
切開創の端や断面からの出血は，左手に持つ鑷子で創縁をめくり，きっちりと出血点を確認してから凝固する．

3 出血点がわからない場合は先に術野を展開する

　どうしても出血点がわからない場合は，中村氏釣針型開創鈎などを用いて先に術野を展開する．先に術野を展開してしまえば，落ち着いて術野を観察することができ，また両手を自由に使えるためガーゼを操作しやすくなる(図3)．

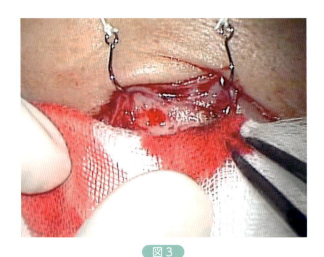

図3
どうしても出血点がわからない場合は，中村氏釣針型開創鈎などを用いて先に術野を展開する．

ここからスタート！
眼形成手術の
基本手技

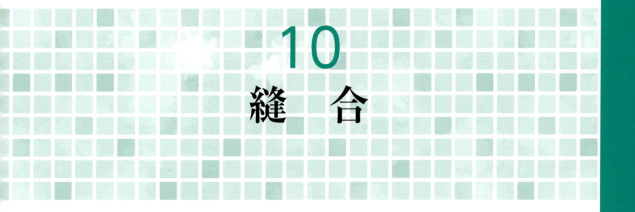

10
縫合

ここからスタート！眼形成手術の基本手技

10 縫合

A 縫合糸の種類

田邉美香

1 眼形成手術に適した縫合糸

1. 素材：合成素材のもの

　天然素材と合成素材がある．天然素材で現在市販されているものは絹糸のみであり，その他の糸はすべて合成繊維である．絹糸は異種蛋白であるため組織反応が非常に強く，眼形成手術においては組織を牽引，把持するための支持糸としてのみ使用されることが多い．

2. モノフィラメント(monofilament) vs ブレイド(braided or multifilament)

　1本の繊維からなる糸か，複数の繊維を編んで(撚って)1本の糸にしたものかによって分類される．モノフィラメントは表面が平滑で通糸時の組織の損傷が少なく，細菌が付着しにくく感染しにくいというメリットがある．デメリットとしては糸の柔軟性に欠けるので結びにくい，結び目が大きくなる，また表面が滑らかなゆえに結節がほどけやすいことなどが挙げられるので，結紮に技術が要求される．吸収糸のPDS®Ⅱや非吸収糸のポリプロピレン，ほとんどのナイロンはモノフィラメントである．

　一方，ブレイドはしなやかで結びやすく，結び目も大きくならない反面，モノフィラメントと比較して通糸時の組織通過性が悪く組織を損傷しやすいこと，滲出液を吸収し細菌が付着しやすく，炎症や感染を起こしやすいというデメリットがある．吸収糸のバイクリル®や，非吸収糸の絹糸，ポリエステル(エチボンド®など)，一部のナイロン(ニューロロン®など)はブレイドである(図1)．

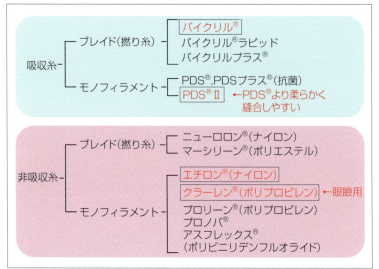

図1
縫合糸の分類(合成糸)

2 縫合針は8〜9 mmの弱弯の針（3/8）

　眼形成手術では針付きの縫合糸を使用することが多い．多くの針は円周の一部をなしており，円周の1/4（90°）をなす針は弱弱弯，3/8（135°）は弱弯，1/2（180°）は強弯，5/8（225°）は強強弯と分類される．ほとんどの製品のパッケージには，針の実物大のイラストとともに弯曲を表す分数が表示されている．眼瞼の手術では操作性の良い3/8，すなわち弱弯の針が用いられることが多い．針の大きさは円弧の長さで表される．眼球の縫合で使用される針の大きさは4.5〜7 mmが多いが，眼瞼の手術では8〜9 mmの針が使用されることが多い．眉毛上などの厚い皮膚の縫合には11〜13 mmのより大きな針を用いるほうがよい（図2）．

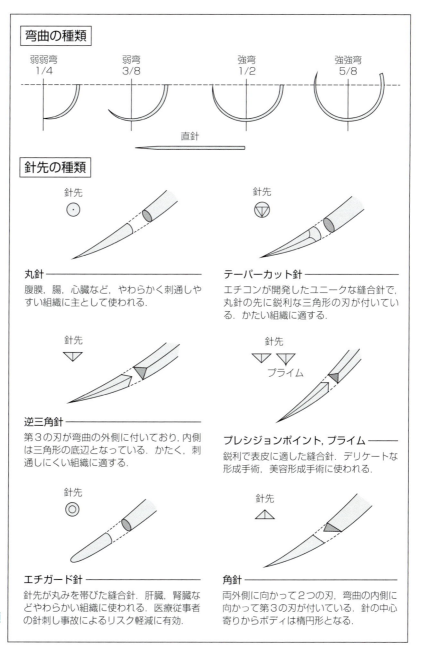

図2 縫合針の種類

ここからスタート！眼形成手術の基本手技

10 縫合

B 縫合の原理

田邉美香

　縫合は基本的な技術で，手術の締めといえる．良好な創治癒のためには，組織学的に各層が連続していること，創縁に十分な血流が供給されていること，細菌感染がないことがその必要な要素とされている（図1）．

　一般的に，術終了時，創部が平坦になるように縫合すると，創傷治癒過程で瘢痕線維化が起こり，術後1～3か月で創部が陥凹してしまう（図2）．

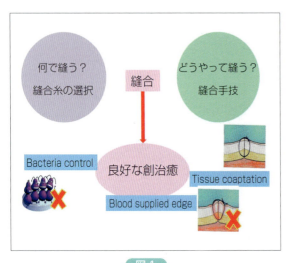

図1

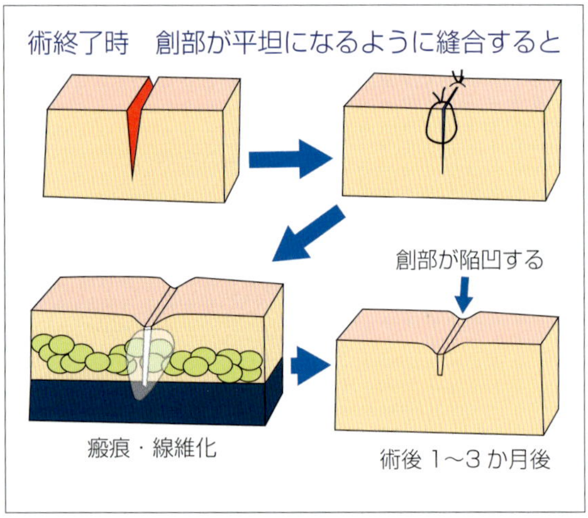

図2

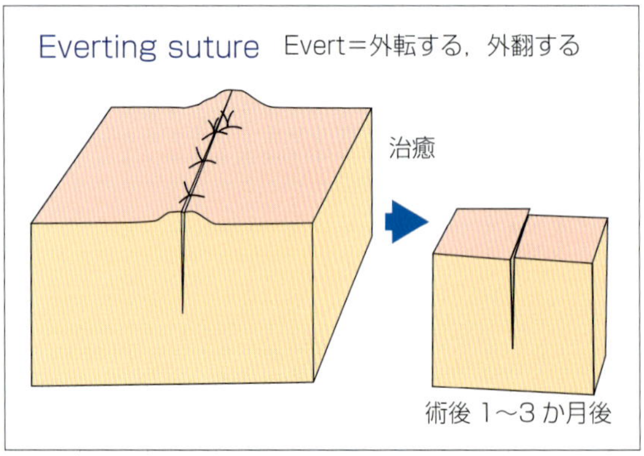

図3

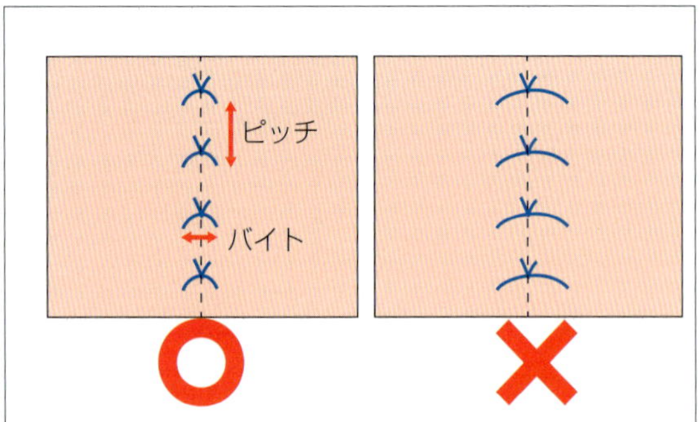

図4

（文献1より）

一方，創部が軽く隆起するような縫合にすると，術後1～3か月後に創部が平坦になるため，そのような意識で縫合するとよい（図3）．

　創部に対して垂直に通糸した長さをバイト，糸と糸の間隔をピッチという（図4）．バイトがピッチを超えるような運針をすると組織血流が低下する．

　また，血流確保の面では，連続縫合より結節縫合が有利といわれている．

文　献

1) 松村　一：創閉鎖法の基本的な考え方．日外感染症会誌．12(3)：161-167, 2015.

ここからスタート！眼形成手術の基本手技

10 縫合
C 真皮縫合のコツ

田邉美香

1 真皮縫合の必要な部位

　眼瞼の皮膚は 0.6 mm 程度と全身の中でも最も薄いため，縫合手技の差は目立たず，傷跡が残りにくい部位である．創部にテンションがかからず創が開かない場合，埋没縫合は不要であり，通常の皮膚縫合のみでよい．しかし，皮膚が厚いところ(眉毛上，眉毛下)や緊張が強いところ(眼窩内側部)は真皮縫合を行い，創部のテンションをとるほうがよい(図1)．また皮膚緊張の強い若年者のほうが，高齢者に比べて傷跡が残りやすいことは容易に想像できる．

　図2に若年者の眼窩内壁骨折に対しLynchアプローチ(眼窩内側壁皮膚切開)を行った症例と下眼瞼睫毛下切開を行った症例(術後1か月)を示す．緊張の強い内側壁の術創は傷痕が目立つが，睫毛下切開では傷痕は目立たない．正しく縫合すれば，内側壁の術創も半年程度で目立たなくなる．

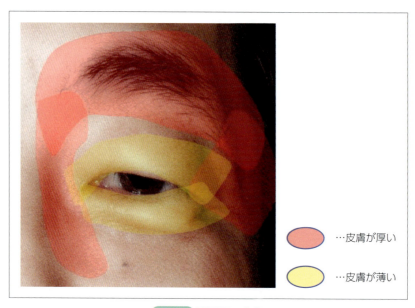

図1　眼周囲の皮膚
皮膚が厚い部位を赤で，薄い部位を黄色で示している．赤い部位の縫合に際しては，真皮縫合を要することが多い．

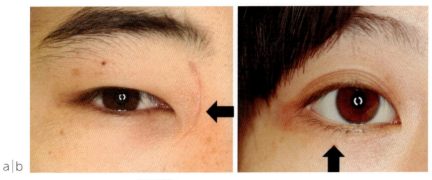

図2 皮膚の緊張による術創の違い

皮膚が薄い下眼瞼の傷痕(b)は目立たないが，皮膚が厚い眼窩内側の傷痕(a)はやや目立つ．
a：10歳代，男性．眼窩内壁骨折術後1か月
b：20歳代，女性．眼窩下壁骨折術後1か月

2 真皮とは

皮膚の構造を図3に示す．真皮は表皮と皮下組織の間に位置する層で，70％がコラーゲンで，そのほか弾性線維(エラスチン)などの線維性結合組織から構成される皮膚の丈夫な支持組織である．この真皮に慢性的な緊張が加われば，創は離開してしまう．それを防ぐために，コラーゲン生成が最大に達する約6週間，減張効果のために[1]真皮縫合を行う．

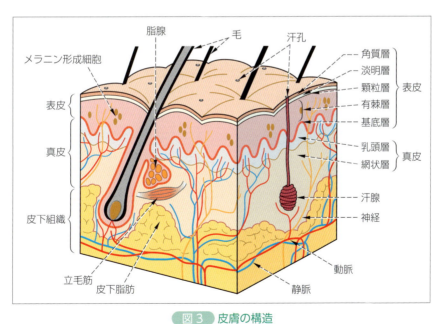

図3 皮膚の構造
真皮は皮膚の丈夫な支持組織である．

3 真皮縫合の実際(図4, 5)

縫合結紮部が創の深部にくるように,創の下から刺入し,表皮直下(表皮から1〜2 mm)の高さでいったん針を出し,対側の同じ高さに刺入する.表皮直下に出す際には創に対して90°の角度で刺入することで,縫合後に創部が隆起する.結紮は2-1-1で行う.縫合糸は6-0 PDS® IIなど,減張効果が6週間持続する吸収糸が望ましい.

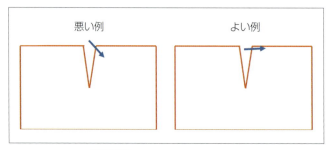

図4 創に対する刺入の角度

創に対して鋭角にすくうのではなく,90°に刺入することで,縫合した際に創部が隆起するよい縫合となる.

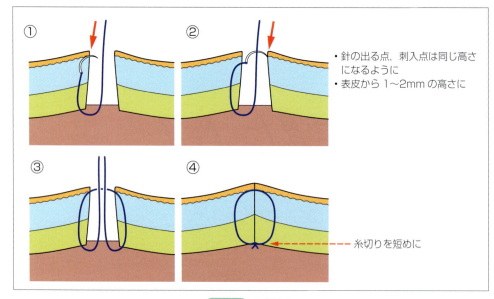

図5 真皮縫合

創の下から刺入し,表皮直下(表皮から1〜2 mm)の高さでいったん針を出し,対側の同じ高さに刺入する.直角に切開された創では,左右の通糸が対称となるように,同じ長さ,同じ深さで通糸する.

文 献

1) 菅原康志:整容目的の皮膚縫合法. 形成外科. 47:S156-S159, 2004.

ここからスタート！眼形成手術の基本手技

10 縫合
D 皮膚縫合のコツ

田邉美香

　皮膚縫合は基本的な技術で，手術の締めである．良好な創治癒のためには，①組織学的に各層が連続していること，②創縁に十分な血流が供給されていること，③細菌感染がないこと，がその必要な要素である．それらのことを踏まえて，どうやって縫うのがよいのか，縫合手技について考える．

　通常，手術創の創傷治癒には2種類の創傷治癒が同時に起こる（図1）．1つは真皮より深部で起こる瘢痕を残して治癒する病態，すなわち線維化で組織が修復される治り方であり，もう1つは手術創再表面の表皮化で，表皮細胞の再生による治り方である．線維化による修復は真皮で本来の50％の強度に修復されるのに4週間かかるが，表皮の再生は48時間程度で完了する．前項で述べたように，創部にテンションがかかる部位では，真皮縫合（埋没縫合）でテンションをとり，皮膚縫合は合わせるだけという気持ちで縫合する．表皮縫合では，糸が皮膚に食い込まないように，ゆるく結紮することを意識する．強く結紮すると，術後の腫脹により糸が食い込み，縫合糸痕の原因になるばかりでなく，抜糸が難しくなる．

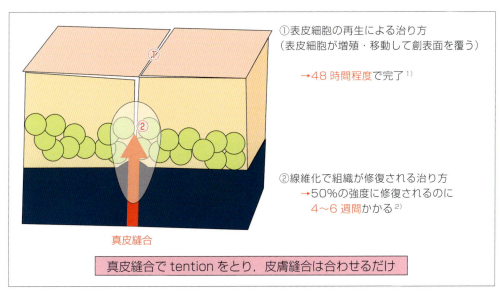

図1 手術創の創傷治癒
手術創の創傷治癒には2種類の創傷治癒が同時に起こる．
（文献1, 2より）

1 表皮縫合の基本的な考え方

　創部の治癒過程では瘢痕収縮が縦にも横にも起こるため，創部が平坦になるように縫合すると，創部に瘢痕形成，線維化が起こり，術後1～3か月後には創部は陥凹する（図2）．一方，創部が軽く隆起するような縫合（everting suture）にすると，術後1～3か月で創部が平坦になる（図3）．一般に若年者のほうが瘢痕形成，線維化が強く起こるため，若年者（20歳以下）ではより everting suture を意識したほうがよい．

　また，創部に対して垂直に通糸した長さをバイト，糸と糸の間隔をピッチというが，バイトがピッチを超えるような運針をすると組織血流が低下する．また，血流確保の面では，連続縫合より結節縫合が有利といわれている（図4）．

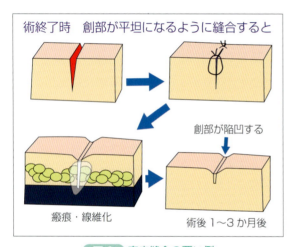

図2　表皮縫合の悪い例

創部が平坦になるように縫合すると，創部に瘢痕形成，線維化が起こり，術後1～3か月後には創部は陥凹する．

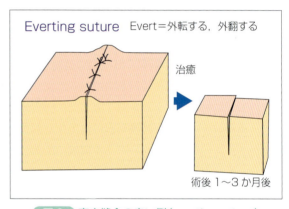

図3　表皮縫合の良い例（everting suture）

創部が軽く隆起するような縫合（everting suture）にすると，術後1～3か月後に創部が平坦になる．

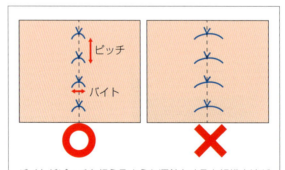

図4　バイトとピッチについて

創部に対して垂直に通糸した長さをバイト，糸と糸の間隔をピッチというが，バイトがピッチを超えるような運針をすると組織血流が低下する．

（文献3より）

2 重瞼線作成のための縫合

ただし，どこでも everting suture がよいというわけではなく，意識して谷折りになるように縫合(inverting suture)したほうがよい部位もある．重瞼線はその代表である．

眼瞼下垂術後に眼瞼挙上が良好でも，患者が満足感を得られないというケースが存在し，その多くが重瞼線作成に伴う問題(重瞼線の左右差，眼瞼の腫れぼったさなど)であり，重瞼線作成は非常に重要な縫合のテクニックである．当然のことながら，重瞼線の頭側の皮膚が，瞼縁側の皮膚に被さるのが自然な二重瞼である．Surgeon's view で図5に示すように，頭側の皮膚が瞼縁側の皮膚に被さるためには，瞼縁側の皮膚にはバイトを短く深く通糸し，頭側(眉毛側)の皮膚にはバイトを長く浅く通糸することで，自然な重瞼線になる．また自然に皮膚が折れ曲がり被さるように，糸はゆるく結紮するのがよい．

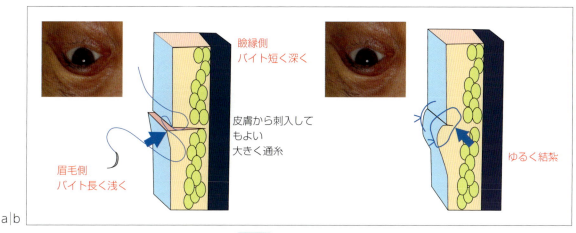

図5　重瞼線の皮膚縫合
a：頭側の皮膚が瞼縁側の皮膚に被さるためには，瞼縁側の皮膚にはバイトを短く深く通糸し，頭側(眉毛側)の皮膚にはバイトを長く浅く通糸する．
b：自然に皮膚が折れ曲がり被さるように，糸はゆるく結紮する．

3 弁状創(斜めに切開された創)の縫合

皮膚切開は皮膚に対して垂直に行うのが基本だが，内眼角部の切開などで斜めに切開してしまった場合，または外傷で斜めに切創がみられる場合，どのように縫合したら最終的に創部は平坦に治癒するだろうか．

普通に(浅い創と深い創の通糸の長さが均一であると)縫合直後は平坦だが，約2週間〜3か月後にかけて創傷治癒が進むと，薄いほうの皮膚が隆起する．いわゆる trap door deformity を呈する(図6)．これは瘢痕形成，線維化が図7の赤矢印の向きに進むからである．よって，弁状創では，薄いほうの皮膚を，厚いほうの皮膚に対して一段低い位置に縫い付ける意識が大切である(図8)．そうすることで，拘縮につれて創部は平坦になる．

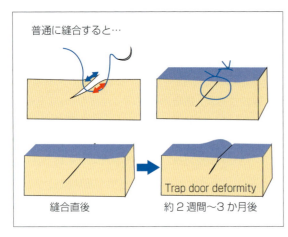

図6 弁状創に対する縫合の悪い例
普通に（浅い創と深い創の通糸の長さが均一であると），縫合直後は平坦だが，約2週間から3か月後にかけて創傷治癒が進むと，薄いほうの皮膚が隆起する，いわゆるtrap door deformityを呈する．

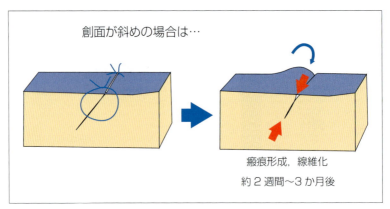

図7 普通に縫合するとtrap door deformityになるのはなぜか
瘢痕形成，線維化が赤矢印の向きに進むからである．

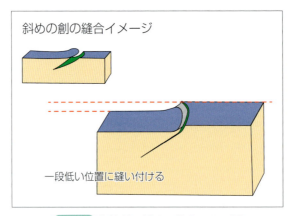

図8 弁状創に対する縫合のよい例
薄いほうの皮膚を，厚いほうの皮膚に対して一段低い位置に縫い付ける意識が大切である．

謝　辞

　本項の執筆にあたり資料・イラストの提供などご尽力を賜りました，聖隷浜松病院眼形成眼窩外科顧問　嘉鳥信忠先生に深く感謝の意を表します．

文　献

1) 佐藤智也, 市岡　滋：消毒薬, 手洗い, 剃毛処置, 創ケアについての最新の知見. PEPARS. 70：16-20, 2012.
2) Chantarasak, N. D., et al.：A comparison of scar quality in wounds closed under tension with PGA (Dexon) and Polydioxanone (PDS). Br J Plast Surg. 42(6)：687-691, 1989.
3) 松村　一：創閉鎖法の基本的な考え方. 日外感染症会誌. 12(3)：161-167, 2015.

ここからスタート！眼形成手術の基本手技

10 縫合
E 小児の皮膚縫合の材料について

田邉美香

　小児の皮膚縫合は全身麻酔下で行うため問題はないが，通常抜糸は覚醒状態で行う．抜糸困難が予想される症例では，連続縫合を行い容易に抜糸できるような状態にしておくか，埋没縫合して抜糸不要な状態で終了する．または，polyglactin 910（バイクリル®）などの吸収糸で縫合するという方法がある．

　以前は，非吸収糸が創部の固定や皮膚縫合に適しており，吸収糸は不向きとされていた．しかし，polydioxanone 糸（PDS®Ⅱ）は従来の吸収糸と比較して長期間抗張力を維持することを特徴とし[1]，吸収糸での創部固定も非吸収糸と比較し遜色なく，テンションの強い皮下縫合にも使用してよいものと考えられる．バイクリル®による皮膚縫合は睫毛内反症や眼瞼下垂手術時の皮膚縫合など，創部のテンションが弱い場合に主に用いれば，創離開などの術後合併症を生じることはなく，瘢痕創を残すこともない[2)3)]．

　筆者は，抜糸困難が予想される小児症例に 8-0 バイクリル®を用いて皮膚縫合を行っている（図1）が，創部は瘢痕を残すことなく治癒し，1〜2 か月で自然脱落する（図2）．また

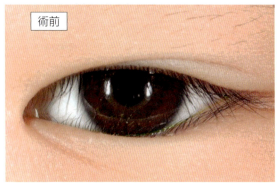
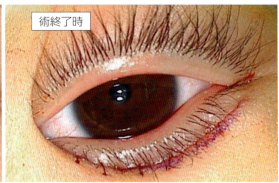
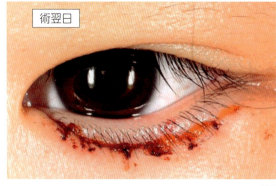
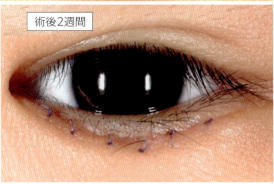

図1
9 歳，女児．下眼瞼睫毛内反症に対して Hotz 変法を行った患児の術後経過．
術後 2 週間も炎症所見は認めない．

内眼角部など，比較的テンションの強い部位ではPDS® IIで皮下縫合を行い，創部離開しないようにしたうえで，ステリストリップ™などのサージカルテープを用いてテープ固定しておくことも一法である（図3）．

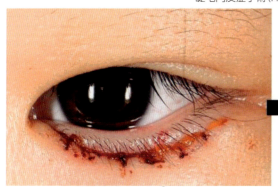
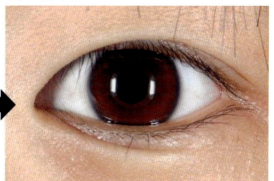

図2 吸収糸での皮膚縫合
術後1か月時，バイクリル®は脱落している．瘢痕形成は認めない．

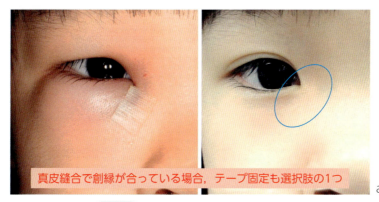

図3 真皮縫合＋サージカルテープ
3歳，女児．右涙嚢皮膚瘻の術後に対して，6-0 PDS® IIによる真皮縫合とサージカルテープによる固定を行った症例（a：術翌日）．術後3か月時には創部に瘢痕形成することなく治癒している（b）．

文 献

1) 牧口貴哉ほか：同一創部における合成吸収糸：polydioxanone糸と合成非吸収糸：ナイロン糸の瘢痕比較．瘢痕・ケロイド．3：45-48, 2009.
2) 青山宏道ほか：整形手術手技　手の外科手術における吸収糸を用いた皮膚縫合の有用性．整形外科．60：66-69, 2009.
3) Luck, R. P., et al.：Cosmetic outcomes of absorbable versus nonabsorbable sutures in pediatric facial lacerations. Pediatr Emerg Care. 24：137-142, 2008.

ここからスタート！
眼形成手術の
基本手技

11 周術期管理

ここからスタート！眼形成手術の基本手技

11 周術期管理

A 創傷治癒の原理

河村真美，鹿嶋友敬

創傷治癒には，炎症期，増殖期および成熟期（再構成期）の3つのステップがある．創傷治癒過程はこれらの時期をオーバーラップしながら進行していく[1]（図1-a）．

1 炎症期（図1-b）

術後6時間～7日目くらいの時期のことをいう．縫合直後より血小板が活性化し，止血とともに血餅が形成され，創をカバーする．創傷部位から各種サイトカインが放出されると，毛細血管の透過性が亢進する．好中球，マクロファージなどの炎症細胞の遊走が起こり，細菌や異物が除去される．この時期の創は毛細血管の透過性亢進により，強く腫脹する．これをいかに抑えるかが，術後腫脹の軽減につながる．そのためには術中・術後のクーリングや術後圧迫が大切になってくる．

2 増殖期（図1-c）

術後7日目～3週間くらいまでの時期をさす．線維芽細胞，血管内皮細胞の遊走，増殖が促進される．線維芽細胞はコラーゲンなどの細胞外マトリックスを合成し，血管内皮細胞は新生血管を形成する．細胞外マトリックスを足場に新生血管が集まることで，肉芽組織が形成され，創は収縮しはじめる．線維芽細胞の増殖やコラーゲンの生成は5～7日目がピークとなる．一般的に術後1週間で抜糸が可能となるのはこの過程に基づくものである[2]．

創周辺では残った表皮細胞が遊走し，上皮化が起こり，外界とのバリアが完成する．創の断端同士が密着している縫合創では，48時間以内に上皮化する[2]とされており，理論的にはそれ以降は感染しにくい状態とされている．

3 成熟期（再構成期）（図1-d）

術後3週間以上の時期をさす．創表面は再生表皮で被覆され，肉芽組織内の線維芽細胞，血管内皮細胞などの細胞成分が減少する．細胞外マトリックスは再構築され，創の強度が増す．この時期の創は，細胞外マトリックスの再構築に伴い，いったん硬くなり赤みを帯びる．その後，瘢痕化が進むにつれ，柔らかく白くなる．創傷発生後6か月頃までには正常組織の80％程度の強度を取り戻す[3]とされている．この時期に創傷治癒過程はほぼ終了となる．

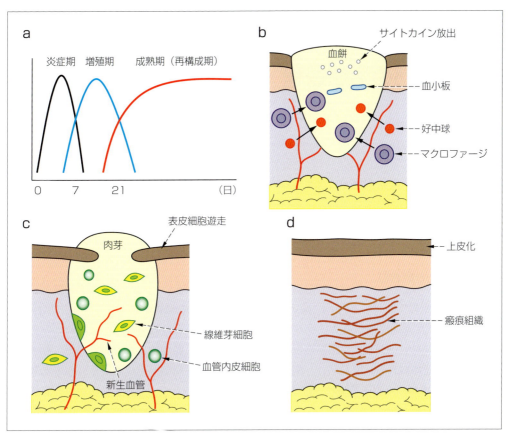

図1　創傷治癒過程
a：創傷治癒には炎症期，増殖期，成熟期（再構成期）の3つの過程がある．
b：炎症期：止血，炎症細胞の浸潤により創の清浄化が起こる．
c：増殖期：血管新生，肉芽形成とともに上皮化が起こる．
d：成熟期（再構成期）：肉芽組織の瘢痕化が進み，創の強度が増す．

文　献

1) 清水忠道：創傷治癒機構．日皮会誌．119：1965-1970, 2009.
2) 後藤孝浩：創傷治癒の基本知識―1次治癒―．形成外科．増刊55：2-6, 2012.
3) 久保美代子：きれいな傷あと形成のための創傷治癒の促進機序．形成外科．増刊42：5-13, 1999.

11 周術期管理

B 創部の治癒過程

今川幸宏

　眼瞼手術によって視機能の回復を得られても，手術痕が目立っては患者の満足を得ることはできない．創部の治癒過程と，それを踏まえた術後のケアについては，最低限の知識を備えておく必要がある．

1 創部の治癒過程

　術後の創部は，炎症期，増殖期，成熟期（再構成期）といった過程を段階的に経過して治癒していく[1,2]．炎症期は術後から7日くらい続く反応で，血小板の凝集と血管収縮による止血反応，マクロファージによる創傷部位の貪食が行われる．臨床的には腫脹，発赤，熱感，疼痛として認められる．増殖期は，創の隙間を埋める肉芽組織が形成される時期であり，1～2週間程度続く．肉芽組織は，血管内皮細胞による血管新生，線維芽細胞から分泌されるコラーゲンを主体とし，次第に強度を増しながら瘢痕組織へと変化する．成熟期（再構成期）は術後3週目以降に起こってくる変化で，コラーゲンが再構成され瘢痕組織が再構築される．臨床的には，瘢痕の収縮，軟化，赤みの消失として認められ，術後6か月～1年程度まで継続する．抜糸後の手術痕が固い，赤みが残っているという状態は，創傷治癒の過程がまだ続いているということである．

2 術後のケア

　抜糸後の創部は増殖期にあり，創の抗張力は十分でない．眼瞼の手術創は皮膚に余裕があるため，緊張はかかりにくいが，眉毛下や内眼角内側の手術創は，皮膚の緊張が強く，減張しておかなければ手術痕は徐々に広げられ，太くなってしまう．創縁への緊張を少なくするためには，真皮に埋没縫合を置いておくことが重要であるが，それに加えて，緊張に抗するテープ固定を行っておく必要がある．実際には，術後早期からテープ固定を開始して抜糸後も継続する．使用するテープは，3M社のマイクロポア™スキントーンサージカルテープが皮膚の色調に合っており，目立ちにくく使いやすい（図1）．テープは手術創に合わせてカットし，テープの角を落としてから貼ると剥がれにくい（図2）．テープの交換は，できる限り手術創を刺激しないために，最小限にするよう指導しておく．テープ固定の期間は術後3か月を基本とするが，瘢痕の状態をみて，必要があれば継続する．

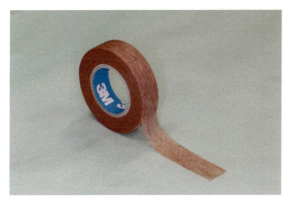

図1 マイクロポア™スキントーンサージカルテープ
1.25 cm 幅のものを使用．皮膚の色調に合っているため目立ちにくい．

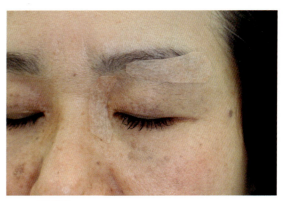

図2 眉毛下と内眼角内側のテープ固定例
手術創に合わせてテープをカットし，角を落としてから貼ると剝がれにくい．

文　献

1) 深水秀一：術後のケア．皮膚科診療プラクティス 4．大原國章編．Day Surgery の実際．文光堂，134-141，1998．
2) 後藤孝浩ほか：Ⅰ創傷治癒の基本知識―1 次治癒―．形成外科．増刊 55：2-6，2012．

ここからスタート！眼形成手術の基本手技

11 周術期管理

C 術後炎症

高木健一，田邉美香

術後創傷治癒は，炎症期，増殖期，成熟期（再構成期）に分類される．本稿では特に手術終了直後から炎症期にかけて創部で生じる変化について述べる．

1 炎症期の役割

炎症期は創に侵入した細菌や微小な異物を除去し[1,2]，その後の組織が再生しやすい環境を作り出す役割を担っており，創傷治癒において非常に重要な段階である．その一方で症状として炎症の4主徴とされる「発赤・熱感・腫脹・疼痛」があり，これらの適切な制御が創部の外観や疼痛の改善につながることは想像に難くない．また炎症が遷延すると創傷治癒が遷延する[1,2]．

2 4主徴と組織中の変化

炎症が起こった組織中ではさまざまな変化が起こっており，それらに対応した所見や症状が前述した4主徴とされている（図1）．

1. 発赤・熱感

血管の拡張に由来している．創周囲の血管は障害を受けた直後いったん収縮するが，創部の低酸素やアシドーシスに反応して拡張する[1]．そして肥満細胞から放出されたヒスタミンなどの作用で血管は拡張する[2]．これにより発赤や熱感がみられる．

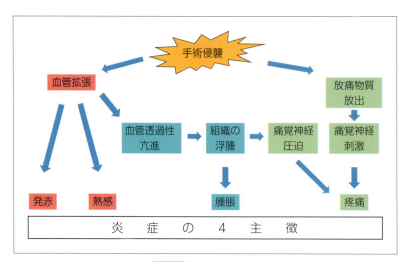

図1 炎症の4主徴

2. 腫脹

　障害を受けた組織は血管拡張に続いて，ヒスタミンやブラジキニンなどの作用で血管透過性が亢進する．これにより細胞外液の増加から組織が浮腫をきたし，炎症をきたしている部位は腫脹する．浮腫の起こっている組織中では好中球やリンパ球といった免疫細胞の遊走や集簇が起こっており，さまざまな炎症性サイトカインが放出されている．これが持続するのが術後 48〜72 時間程度といわれている[1,3]．

3. 疼痛

　神経周囲組織が浮腫をきたすと痛覚神経を圧迫する[3]．前述のブラジキニンは C 線維を刺激し，放痛物質としても作用する[4]．こうした機序により炎症時は疼痛が起こる．

3 術後炎症管理

　詳細は後述するが，術後炎症管理に重要なのがクーリングと圧迫である．一方で虚血や感染が炎症遷延の原因となるため，これらに注意することも重要である．

文　献

1) Velnar, T., et al.：The wound healing process：an overview of the cellular and molecular mechanisms. J Int Med Res. 37：1528-1542, 2009.
2) Janis, J.E., et al.：A practical guide to wound healing. Plast Reconstr Surg. 125：e230-e234, 2010.
3) 野田実香：眼瞼の創傷治癒—新生血管は悪者ではない—. 臨眼. 69：781-786, 2015.
4) Couture, R., et al.：Kinin receptors in pain and inflammation. Eur J Pharmacol. 429：161-176, 2001.

ここからスタート！眼形成手術の基本手技

11 周術期管理
D 術後クーリングと圧迫は必要か？

高木健一, 田邉美香

はじめに

前述の如く術直後の炎症期は発赤, 熱感, 腫脹, 疼痛が存在している. これらの症状の軽減に役立つのがクーリングや圧迫である[1)〜5)] (図1). 本項ではクーリングや圧迫の効果と注意点について述べる.

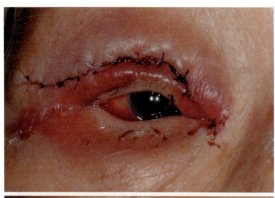
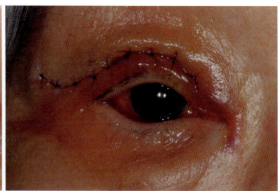
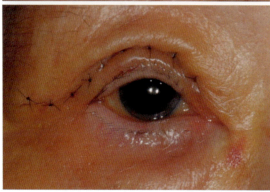

a	b
c	

図1 眼瞼下垂に対する上眼瞼挙筋短縮術後1日, 皮下出血と腫脹が強くみられた症例
a：クーリングを術後2日で終了, 圧迫を手術翌日に終了した.
b：術後2日, 腫脹が軽減した.
c：術後5日, さらに腫脹が軽減した.

1 クーリングの効果

クーリングには出血の制御効果,組織への液体貯留減少による浮腫の軽減効果および痛覚神経の活動抑制による除痛効果,細菌発育抑制効果などがある[1].

2 圧迫の効果

圧迫により浮腫や術後出血を抑制することが可能である[2)3)].

3 施行期間について

上記の如く,両者とも術後炎症反応による症状を軽減させる作用がある.

眼瞼下垂手術などの眼形成手術においては,クーリング・圧迫は特に症状の強い術後72時間程度を目安に行うほうがよいと考えられる[4)5)].

4 クーリング,圧迫の注意点

クーリングは血管収縮により[6],圧迫は毛細血管の機械的な閉塞[7]により組織の血流を低下させる作用がある.このため,瘢痕部など血流の乏しい組織への手術や,皮膚移植時は注意が必要である.

5 クーリング,圧迫の実際

涙嚢鼻腔吻合術鼻外法を例に示す.

ステリストリップ™テープを貼付(図2-a)した上から創に均一に圧がかかるようにチンシを当て(図2-b),その上からガーゼ,弾性テープを貼り圧迫眼帯とする(図2-c).この時ガーゼを厚く折り過ぎるとクーリング効果が得られないので注意が必要である.

氷と水を入れたビニール袋,市販の保冷剤やメオアイス®(名古屋眼鏡,図3)のような冷罨法用ジェルパックなどをガーゼの上から当てる.

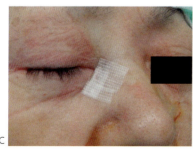
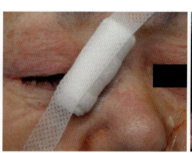
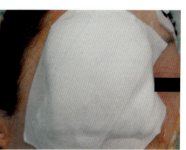

a|b|c

図2 涙嚢鼻腔吻合術鼻外法
a:ステリストリップ™テープを貼付
b:上からチンシを当てる.
c:さらにガーゼを当てて弾性テープで固定

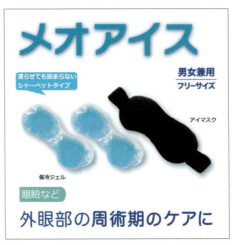

図3 メオアイス®
眼形成手術向けに開発された保冷剤である.

文　献

1) Van der Westhuijzen, A.J., et al.：A randomized observer blind comparison of bilateral facial ice pack therapy with no ice therapy following third molar surgery. Int J Oral Maxillofac Surg. 34：281-286, 2005.
2) Webb, J.M., et al.：The use of cold compression dressings after total knee replacement：a randomized controlled trial. Orthopedics. 21：59-61, 1998.
3) 深澤大樹ほか：眼瞼形成手術の術後腫脹・血腫の軽減のための圧迫ドレッシングの理論と実際. 形成外科. 52：823-829, 2009.
4) Oestreicher, J., et al.：Complications of blepharoplasty：prevention and management. Plast Surg Int. 2012：252368. doi：10.1155/2012/252368, 2012.
5) Morax, S., et al.：Complications of blepharoplasty. Orbit. 25：303-318, 2006.
6) Khoshnevis, S., et al.：Cryotherapy-induced persistent vasoconstriction after cutaneous cooling：hysteresis between skin temperature and blood perfusion. J Biomech Eng. 134：4032126. doi：10.1115/1.4032126, 2016.
7) Bergstrand, S., et al.：Existence of tissue blood flow in response to external pressure in the sacral region of elderly individuals：using an optical probe prototype. Microcirculation. 17：311-319, 2010.

ここからスタート！眼形成手術の基本手技

11 周術期管理

E 出血の引き方

今川幸宏

　術後の皮下出血の経過は，手術を受ける側にとって最も気になる関心の1つである．不要な不安を与えないよう，その経過については術前に説明しておくことが望ましい．本項では図1〜5に，ワーファリン®内服を継続しながら眼瞼下垂症手術を施行した症例の術後経過を提示し，以下に出血の引き方の要点をまとめた．

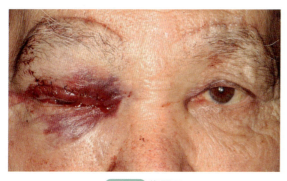

図1　術翌日
右眼瞼挙筋短縮術の術後．上眼瞼の皮下出血が下眼瞼まで広がっている．

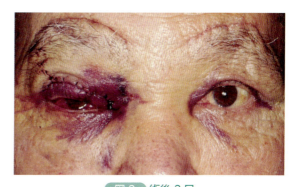

図2　術後2日
皮下出血の範囲はさらに広がり，右頰部および対側の内側まで達している．色調は，一部で赤色から青色へと変化している．

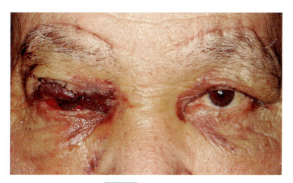

図3　術後4日
皮下出血の色調が，黄色へと変化しはじめている．

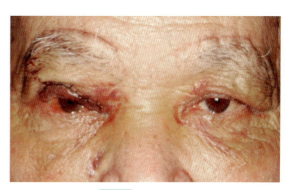

図4　術後1週間
皮下出血の吸収が進行し，範囲，色調ともに改善している．

E．出血の引き方

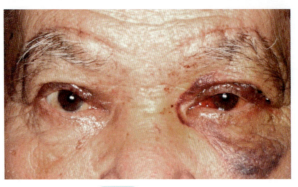

図5 術後 2 週間
右側の皮下出血は，術後 2 週間でほぼ消失している（左側は眼瞼挙筋短縮術の術後）．

1 吸収されるまでの期間

　皮下出血が吸収されるまでの期間は，その程度によって異なるが，通常は 1〜2 週間程度を要する．ワーファリン®などの抗凝固薬を内服している場合は，皮下出血の程度が強く，吸収されるまでにより時間を要するため，その旨を術前に説明しておく必要がある．

2 皮下出血の色調

　血中のヘモグロビンの崩壊に伴い，色調は赤色から青色に変化し，次第に黄色へと変化して正常な皮膚の色調へ回復する．経過中にメラニン色素が生成され，色素沈着を起こすことがあるが，通常は稀である．

3 皮下出血の範囲

　皮下出血は重力の影響を受けるため，眉毛周囲から上眼瞼，上眼瞼から下眼瞼へと，その範囲は主に下方へ広がっていく．皮下出血の程度が強い場合は，健側まで達することもある．

ここからスタート！眼形成手術の基本手技

11 周術期管理
F 手術終了時のドレッシングについて

河村真美，鹿嶋友敬

　手術終了時のドレッシングの目的は，創の保護に加えて術後創出血の吸収と血腫の予防および浮腫の軽減を図ることである．特に高齢者では眼瞼周囲は皮膚が薄く，皮下組織も乏しいため，術後に血腫形成や腫脹を起こしやすい．これらを最小限に抑えるよう努めなければならない．ドレッシングの手技や注意点について述べる．

1 ドレッシングの方法

　創に軟膏を塗布し，滅菌ガーゼとその上から四つ折りガーゼを枕状に巻いたものを当てる．伸縮性テープで圧迫を加え，固定する（図1）．その目的は，創部に圧迫をかけて止血し，血腫を予防すること，また毛細血管の透過性を物理的に抑制し，浮腫を軽減させることである[1]．ただし，圧迫だけではこれらの軽減には効果が不十分なため，クーリングも併用する．最近は術後の圧迫とクーリングを効率よく行うことができる，アイマスク型のメオアイス®という製品もある．
　両眼性手術の場合は，視野を確保するため，瞼裂部を開けるドレッシングを行う．瞼縁ぎりぎりまで圧迫を行わないと瞼縁の腫脹が強くなるため，ガーゼの位置に工夫を要する[1]（図2）．片眼性ドレッシングに比べ，圧迫する力は弱くなるので，術後の腫脹が強く出ること，出血の可能性があることを患者に事前に説明しておく．

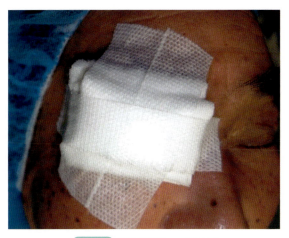

図1 片眼性ドレッシング
前頭骨から頰骨にかけて固定すると，ずれにくくなる．伸縮性テープは，透湿性の高いアクリル製粘着剤を用いたメッシュ式不織布タイプを使用している．

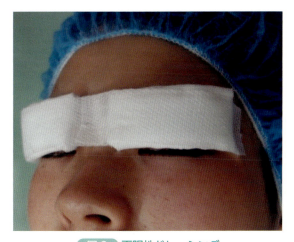

図2 両眼性ドレッシング
上眼瞼のみを圧迫固定する．瞼縁までしっかりとガーゼを当てる．

2 ドレッシングに用いるテープ

　透湿性に優れ，粘着性の強いものを使用する．ただしその場合はテープによる皮膚かぶれにも留意する．粘着性の強いテープを剥がす際に，表皮まで剥離することがある．この場合，3〜6か月の色素沈着を生じる[2]こともあり，術後のトラブルになり得る．ゆっくりとテープを反転させて剥がすことや，粘着剝離剤（リムーバー）の使用を心がける[3]．

3 ドレッシング期間

　ドレッシングに要する期間は，術当日のみである．術翌日からは創出血の可能性が減るため，ドレッシングを行う必要はない．創部の冷却については術当日から術翌日まで，術後2日目からは不要である．

文　献

1) 深澤大樹：眼瞼形成手術の術後腫脹・血腫の軽減のための圧迫ドレッシングの理論と実際―．形成外科．52：823-829，2009．
2) 大城貴史：外傷後の色素沈着―レーザー治療か保存的治療か―．形成外科．58：71-80，2015．
3) 一般社団法人日本創傷・オストミー・失禁管理学会編：ベストプラクティス　スキン-テア（皮膚裂傷）の予防と管理．24-25，照林社，2015．

ここからスタート！眼形成手術の基本手技

11 周術期管理
G 術後の局所投薬

河村真美，鹿嶋友敬

　目立たない傷にするためには，術後の感染予防および創傷管理も大切なポイントである．創の感染や乾燥は創傷治癒の遅延因子となる．これらの対策について必要な知識や投薬法について述べる．

1 感染予防

　術翌日にドレッシングをはずし，出血の有無を確認する．創に抗生剤の眼軟膏を1日2～6回，抜糸を行うまでの間，塗布する（図1）．感染予防のみならず，湿潤環境を作ることで創傷治癒は促進される[1]．術翌日以降のドレッシングは必要ないが，整容面が問題となる場合や，滲出液がみられる場合はガーゼと眼帯をすることもある．

　ドレッシング除去後の創の消毒は不要である．眼瞼は血流が豊富な組織であり，術後感染は起こりくいためである．手術終了時に，創周囲を生理食塩水で清潔に拭き取るのみで，十分感染の予防につながる[2]．またイソジン®などの消毒薬が創へ触れると，表皮細胞や好中球の活性が低下し，創傷治癒が遷延するとされている[3]．むしろ術翌日からシャワー浴を積極的に行い，強くこすってはいけないことを患者に十分理解させたうえで創部を優しく洗い清潔に保つことが感染予防とスムーズな創傷治癒の観点から重要である（表1）．

　眼瞼は清潔術野の手術であり，予防的な術後抗生剤の内服は必ずしも必要としない．創の上皮化は48時間で起こり，それ以降の感染のリスクはないとされている．そのため，処方する際は手術当日を含め3日程度とする．

　術後の眼瞼腫脹により涙液層の乱れが生じ，眼脂が出やすくなるため，重度のドライアイや角膜疾患のある場合には抗生剤の点眼を併用することもある．

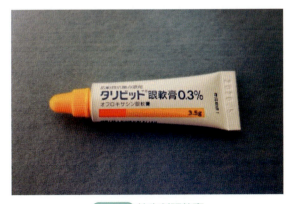

図1　抗生剤眼軟膏
創部へ1日2～6回塗布し，湿潤環境を保つ．

G．術後の局所投薬　171

表1 手術後の生活について

	手術当日	1日目	2〜4日目	5〜7日目
眼帯	当日のみ			
洗顔		翌日より積極的に行う		
洗髪		翌日より積極的に行う		
シャワー		翌日より積極的に行う		
入浴			2日目以降	
抜糸				5日目以降

術翌日から創部を洗い清潔に保つことが感染予防と創傷治癒促進につながる.入浴は創のクーリングが不要となる術後2日目から行う.

2 疼痛管理

局所麻酔でよく用いられるキシロカイン®の持続時間は1〜2時間とされており,麻酔がきれる頃にロキソニン®内服を頓服で行う.また,術後のクーリングは疼痛管理にも効果的である.痛覚を鈍麻させ,さらに創の組織代謝を低下させることで疼痛の出現を抑制することができる.

3 合併症

眼瞼下垂術後はドライアイによる角結膜障害が出現,または増悪することがある.術後の涙小管のポンプ機能の亢進や閉眼不全による涙液の蒸発亢進により,涙液層の安定性が低下するためである[4].術後にドライアイの治療が必要となる可能性を事前に説明しておく.高齢者はもともとドライアイを患っていることが多く,術後に角膜障害を生じやすいため,眼瞼下垂手術において過度の挙上はすべきではない.動眼神経麻痺や顔面神経麻痺後の症例ではなおさらである.

眼瞼は創傷治癒の良好な部位であるが,内眼角部は肥厚性瘢痕を生じることがある.通常,創の赤みは4週目以降から引いてくる.肥厚性瘢痕の場合は,この時期に創周囲より盛り上がり,赤み,痒みを伴う.トラニラスト(リザベン®)を2〜3か月内服することで改善することができる[5].

文 献

1) 大慈弥裕之:創傷治癒における湿潤環境―湿潤療法の普及から適応の時代へ―.医学のあゆみ.237:9-13,2011.
2) 東野琢也ほか:一次縫合創を手術室で被覆する場合,創部周囲を生理食塩水で拭き取るのみで,消毒は必要ない.創傷治癒コンセンサスドキュメント.日本創傷治癒学会 ガイドライン委員会編.146-147,全日本病院出版会,2016.
3) 夏井 睦:創傷治療の常識非常識.16-20,三輪書店,2004.
4) 横井則彦:眼表面からみた眼瞼下垂手術の術前術後対策.あたらしい眼科.32:499-506,2015.
5) 日本形成外科学会ほか編:形成外科診療ガイドライン2―急性創傷/瘢痕ケロイド―.141-142,金原出版,2015.

ここからスタート！眼形成手術の基本手技

11 周術期管理
H 痛くない抜糸の方法，抜糸の時期

松浦峻行，今川幸宏

1 痛くない抜糸の方法

　抜糸の際は縫合糸を鑷子で把持し，スプリング剪刀や眼科剪刀などを用いて縫合糸を切糸する．皮膚と結紮部の隙間に剪刀を入れる際，縫合糸を引っ張ると痛みを生じてしまう（図1）．縫合糸はできる限り引っ張らず，皮膚と結紮部の隙間に剪刀の刃先を滑り込ませるようにして切糸するよう心がける（図2）．この際，鑷子を持つ左手薬指（もしくは小指）を用いて，創部にテンションをかけながら操作することができれば，皮膚と結紮部の隙間が広くなるため，より切糸しやすくなる（図3）．縫合する際に糸をきつく締めすぎると，当然ながら抜糸時に縫合糸を引っ張らざるをえなくなるため，抜糸を意識して縫合しておくことも重要である．

　痂疲が付いた状態で抜糸すると痛みを生じるため，日々の軟膏塗布や洗顔などにより，痂疲が付かないよう術後のケアを指導しておく．抜糸時に痂疲が付いている場合は，あらかじめ鑷子で痂疲を取り除いてから抜糸する．

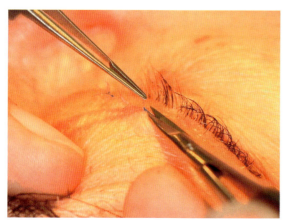

図1 痛い抜糸
皮膚と結紮部の隙間に剪刀を入れる際，縫合糸を引っ張ると痛みを生じてしまう．

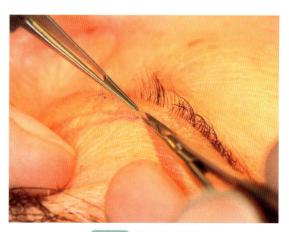

図2 痛くない抜糸
縫合糸はできる限り引っ張らず，皮膚と結紮部の隙間に剪刀の刃先を滑り込ませるようにして切糸するよう心がける．

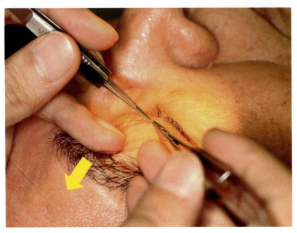

図 3 創部にテンションをかけながら操作する

鑷子を持つ左手薬指（もしくは小指）を用いて，創部にテンションをかけながら操作することができれば，皮膚と結紮部の隙間が広くなるため，より切糸しやすくなる．

2 抜糸の時期

　真皮縫合の有無や縫合部位によって多少異なるが，眼周囲の抜糸は術後5日程度で行うのが一般的とされている．縫合糸の留置期間が長くなると，縫合糸痕を残す可能性があるため，不必要に抜糸の時期を遅らすことは避けるべきである．通院などの都合で来院できない場合には，最低でも術後2週間以内に抜糸するよう筆者は心がけている．

ここからスタート！眼形成手術の基本手技

11 周術期管理

I 術後洗顔はいつから？

高木健一，田邉美香

はじめに

創部を清潔に保つことは創傷管理において重要である．創部に感染を生じると創傷治癒が遷延する[1]からである．本項では眼形成手術における洗顔について述べたい．

1 洗顔の意義

皮膚には常在菌が存在しているため，術後創表面が無菌であることはあり得ない．細菌がある一定数以上に増殖し生体の防御機能を上回ると感染が成立し，創傷治癒が遷延する．このため，創表面の細菌数を減らしておくことは創傷治癒において重要である[2]．
洗顔には創表面の細菌数を減らし，創に付着した異物などを除去する効果がある[1]．

2 洗顔において加わる刺激

洗顔には上述のとおり感染制御の面でメリットが多い一方で，洗顔時には，無菌ではない水への曝露，石鹸や洗顔剤という化学物質への曝露，創への機械的刺激という複数の刺激が加わる．これらについて述べる．

1．水道水への曝露
水道水は確かに無菌ではないが，水道水による創部の洗浄が感染率を上昇させるというエビデンスはない[3]．このため，術後早期から水道水による洗顔は可能である．

2．石鹸などの化学的刺激
石鹸が創内に触れることで細胞を障害し，創傷治癒が遷延する[4]ことを考慮すると，創面が上皮細胞に覆われるまでは創に石鹸が着くような洗い方は控えたほうがよい．
一方で褥瘡の創傷治癒において生理食塩水単独による洗浄よりも石鹸を用いて創周囲の皮膚を洗浄するほうが創部の細菌数を減少させたとする報告もあり[5]，感染管理の面からは洗浄には石鹸を用いたほうがより効果的であると考えられる．

3．機械的刺激
表皮の上皮化が終了しても創傷治癒は終了しておらず，創の強度は手術前よりも弱い[6]．したがって，特に創の強度の弱い術後早期には強い力でこするような洗顔は避けたほうがよい．

3 開始時期

頭頸部の手術においては術後数時間経過すれば，創部の洗浄を行っても感染は生じない[7]ため，手術の翌日から創部に愛護的な強さであれば洗顔可能である．

創面が上皮細胞に覆われていない時期は創に石鹸が付着しないように配慮する，または石鹸を使用せずに洗顔することが望ましい．創縁の適合が良好である場合，術後48時間までに創面は外界から遮断される[8]ため，術後2日以降は石鹸を使用してもリスクは小さい（図1）．

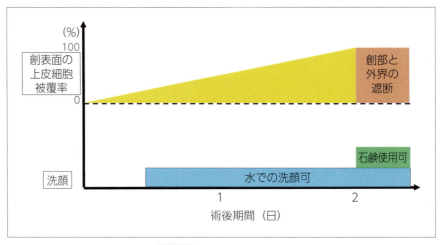

図1 洗顔時期について

文 献

1) 佐藤智也ほか：創傷部の洗浄と抗菌性ドレッシング・外用剤．薬局．64：48-53，2013．
2) Edwards, R., et al.：Bacteria and wound healing. Curr Opin Infect Dis. 17：91-96, 2004.
3) Moore, Z. E., et al.：Wound cleasing for pressure ulcers. Cochrane Database Syst Rev. CD004983, 2013.
4) Branemark, P. I., et al.：Tissue injury caused by wound disinfetants. J Bone Joint Surg. 149：48-62, 1967.
5) 真田弘美ほか：褥瘡を有する高齢者の創周囲皮膚における石鹸洗浄の有効性の検討．褥瘡会誌．2：32-39，2000．
6) Harris, D. R.：Healing of the surgical wound. I. Basic considerations. J Am Acad Dermatol. 1：197-207, 1979.
7) Goldberg, H. M., et al.：Effect of washing closed head and neck wounds on wound healing and infection. Am J Surg. 144：358-359, 1981.
8) 大慈弥裕之：形成外科における皮膚切開と縫合の基本：縫合・吻合法の基本的事項．外科治療．102：460-468，2010．

ここからスタート！眼形成手術の基本手技

11 周術期管理

J 術後再診はいつまで？

高木健一，田邉美香

はじめに

本項では再来について示す．本項では，定期受診を終了する時期の目安を中心に述べる．

1 術後の経過観察

後述するような場合を除き，基本的には「瞼を挙げてほしい」，「睫毛が触らないようにしてほしい」など患者の要望を達成し，創の経過が良好であれば定期受診を終了してよい．

術後創はいったん収縮し，以後再構成が行われて徐々に柔らかくなる[1]．このことを念頭に置いて経過観察期間を考えるとよい．

1. 術後合併症判断のための再来

最も組織が収縮し，合併症が生じやすいのは術後1～3か月程度の時期である[1]．

この時点で合併症を生じていなければその後も大きな合併症を生じないことが考えられるため，経過良好の場合はこの時期に定期受診を終了してもよい．

2. 再手術適応を判断する再来

組織はいったん収縮した後，再構成される．固かった創は徐々に柔らかくなっていく．

この反応が完成するのが，眼瞼の手術の場合は術後6か月程度の時期である[1]．著しい兎眼を生じて角膜の所見が悪化したりするなどの例外を除き，下垂の軽度の過矯正やしわの修正などは術後6か月程度経過してから検討するのがよい．それらの所見が改善されていれば定期受診を終了してもよい．

3. 小児の眼形成手術後

小児の眼形成手術についても術後創については前述のような考えでよいと思われる．しかし，小児は視力の発達段階であり（図1）[2]，先天眼瞼下垂や眼瞼内反による角膜びらんなど弱視につながりうる疾患も少なくないため，注意が必要である．特に，先天眼瞼下垂は斜視や不同視を伴うこともあるため[3]，眼位や屈折検査の施行は必須である．

術後視力の発達が適切に起こるかどうか確実に経過観察を行い，必要があれば弱視治療などの介入を行い，視力の発達が確認できてから定期受診を終了するのがよい．

4. 涙道手術後

涙囊鼻腔吻合術の場合，術後早期に通水良好であっても再閉塞をきたす症例がある[4,5]．特に再閉塞の原因として多いのが増殖組織による閉塞である[5]．再手術症例は初回手術から平均術後15か月程度で再手術適応となる[5]ため，通水検査で適宜経過観察しておくのがよい．

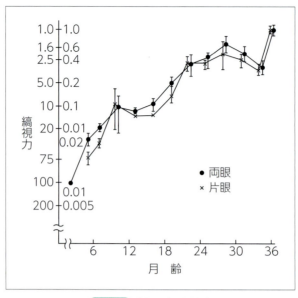

図1 小児の視力発達

（文献2より引用）

文 献

1) 野田実香：眼瞼の創傷治癒—新生血管は悪者ではない—. 臨眼. 69：781-786, 2015.
2) 山本 節：視力の発達. 神経眼科. 5：258-264, 1988.
3) Srinagesh, V., et al.：The association of refractive error, strabismus, and amblyopia with childhood ptosis. J AAPOS. 15：541-544, 2011.
4) Samuel, L. C., et al.：A systematic review of outcomes after dacryocystorhinostomy in adults. Am J Rhinol Allergy. 24：81-90, 2010.
5) Baek, J. S., et al.：Cause and management of patients with failed endonasal dacryocystorhinostomy. Clin Exp Otorhinolaryngol. 10：85-90, 2017.

索 引

欧文

C
crow's feet ……………………… 27, 37

D
digital technique ………………………… 71

E
everting suture ………………… 144, 150

H
Hotz 変法 ………………………………… 52

I
Indian method …………………………… 71
inverting suture ……………………… 151

J
Jones 変法 ……………………………… 58

L
lateral tarsal strip …………………… 129
LCT …………………………………… 127
lower eyelid retractors (LER)
　　　　　　　　　………… 58, 122, 124

M
medial fat pad ………………………… 117

P
polydioxanone 糸 ……………………… 154
polyglactin 910 ………………………… 154
preaponurotic fat pad ………………… 117
pretarsal show ………………………… 29

R
Ramsay Sedation Scale ………………… 76
RASS …………………………………… 76
Richmond Agitation-Sedation
Scale …………………………………… 76

S
sunken eye ……………………………… 36
swinging eyelid approach …………… 130

Z
Z 形成術 ………………………………… 55

和文

あ
圧迫 …………………………………… 164
アルチバ® ……………………………… 75

い
一重瞼 ………………………………… 24

う
薄いまぶた ……………………………… 8
薄肉針 ………………………………… 69
内田法 ………………………………… 55

お
覆布 …………………………………… 86

か
外眼角腱 ……………………………… 127
外眥のデザイン ……………………… 34
下眼瞼牽引筋腱膜 …………… 3, 124
眼窩縁 ………………………………… 120
眼窩隔膜 …………………… 5, 106, 113
眼瞼下垂手術セット ………………… 14
眼瞼周囲の支配神経 ………………… 68
眼瞼皮膚の厚ぼったいまぶた ……… 10
感染予防 ……………………………… 171
眼輪筋 ………………………………… 104

き
器械 …………………………………… 15
挟瞼器 ………………………………… 20
挙筋腱膜 ………………………… 113, 115
挙筋腱膜の脂肪変性 ………………… 116
挙筋短縮術 ………………………… 40, 47

く
クーリング ……………………………… 164
クロルヘキシジン製剤 ……………… 82

け
結膜の麻酔法 ………………………… 72
瞼板 ………………………… 2, 109, 122

こ
固定 …………………………………… 94

さ
再手術 …………………………… 44, 177
左右差 ………………………………… 88
三叉神経 ……………………………… 104
霰粒腫 ………………………………… 49

し
色素沈着 ……………………………… 168
止血 …………………………… 135, 139
脂腺癌 ………………………………… 50
湿潤環境 ……………………………… 171
重瞼線 ………………………………… 8
重瞼の高さ …………………………… 44
周辺部動脈弓 ……………… 111, 137
手術の既往のあるまぶた …………… 11
手術部位感染 ………………………… 80
出血点 ………………………………… 139
術後炎症 ……………………………… 162
術後感染 ……………………………… 81
術後腫脹 ……………………………… 158
術後のケア …………………………… 160
上眼瞼挙筋腱膜 …………………… 5, 107
上眼瞼形成術 ………………………… 40
小児 …………………………………… 177
真皮縫合 ……………………………… 146

せ
生来の重瞼線があるまぶた ………… 9
生来の重瞼線がないまぶた ………… 9
切除デザイン ………………………… 24
洗顔 …………………………………… 175

そ
創傷治癒 ……………………………… 175
創傷治癒の過程 ……………… 158, 160

た
多重瞼 ………………………………… 34
脱血 …………………………………… 20

ち
注入の仕方 …………………………… 70
鎮静薬 ………………………………… 74
鎮痛薬 ………………………………… 74

て
ディプリバン® ………………………… 75
デザイン ……………………………… 44
デザイン線 …………………………… 99
テンションのかけ方 ………………… 94

と
ドルミカム® …………………………… 75
ドレーピングの注意点 ……………… 90
ドレーピングの流れ ………………… 89
ドレープ ……………………………… 88
ドレッシング ………………………… 169
ドレッシング期間 …………………… 170

180

な	
内眥形成術	55
中村氏釣針型開創鈎	15, 17

は	
バイト	145
バイポーラ	21, 132, 135
剝離	120
抜糸	173
バヨネット型	21

ひ	
ピオクタニン液	60
皮下出血	167
ピッチ	145
皮膚弛緩	47
皮膚弛緩症	24
皮膚切除	47
皮膚ペン	60
皮膚縫合	149
眉毛下皮膚切除	40
眉毛挙上	47

ふ	
フェンタニル®	75
プレセデックス®	75, 78

へ	
ヘリングの法則	36
辺縁(部)動脈弓	108, 110, 137
ペンタジン®	74

ほ	
縫合糸	142
縫合糸痕	174
縫合針	143
ポビドンヨード製剤	82

ま	
マイボグラフィー	49
埋没縫合	146
まぶたの質	8

み	
ミュラー筋	4
ミュラー筋と結膜の剝離	111

め	
メスの選び方	92
メスの使い方	96
メスの使い分け	92

も	
モノポーラ	132

ゆ	
有鉤鑷子	18
床汚染	86

り	
理論的リドカイン使用戦略	65

編者紹介

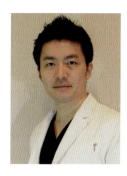

鹿嶋友敬（かしま ともゆき）

2002 年	群馬大学医学部卒業
	同大学眼科入局
2004 年	伊勢崎市民病院，1 人医長
2005 年	群馬大学眼科
2007 年	聖隷浜松病院眼形成眼窩外科（国内留学）
2009 年	群馬大学眼科にて眼形成外来を開設
2012 年	学位取得
	群馬大学眼科，助教
2014 年	同，非常勤講師
	老年病研究所附属病院 眼形成眼窩外科，部長
2015〜16 年	カリフォルニア大学ロサンゼルス校 眼形成部門・国際フェロー
2016 年	湘南メディカル記念病院 眼形成眼窩外科，部長
2017 年	帝京大学眼科，非常勤講師
	新前橋かしま眼科形成外科クリニック，院長

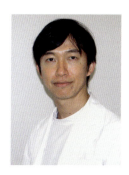

今川幸宏（いまがわ ゆきひろ）

2003 年	大阪医科大学卒業
	同大学附属病院眼科
2006 年	耳原総合病院眼科
2008 年	聖隷浜松病院眼形成眼窩外科
2010 年	大阪回生病院眼科，医長
2017 年	サムソンメディカルセンター 眼科眼形成部門フェロー

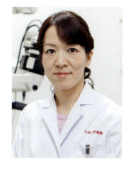

田邉美香（たなべ みか）

2003 年	長崎大学医学部卒業
	九州大学眼科入局
	同大学病院，研修医
2005 年	福岡市立こども病院眼科，レジデント
2007 年	九州大学病院眼科，医員
2008 年	国立小倉医療センター眼科，医員
2009 年	九州厚生年金病院眼科，医長
2010 年	聖隷浜松病院眼形成眼窩外科（国内留学）
2011 年	九州大学病院眼科，医員
2016 年	同，助教

ここからスタート！眼形成手術の基本手技

2018年1月25日　第1版第1刷発行(検印省略)

編者　鹿嶋　友敬
　　　今川　幸宏
　　　田邉　美香

発行者　末定　広光

発行所　株式会社　全日本病院出版会
　　　東京都文京区本郷3丁目16番4号7階
　　　郵便番号 113-0033　電話 (03) 5689-5989
　　　　　　　　　　　　　FAX (03) 5689-8030

郵便振替口座　00160-9-58753

印刷・製本　三報社印刷株式会社

©ZEN-NIHONBYOIN SHUPPAN KAI, 2018.

・本書に掲載する著作物の複製権・翻訳権・上映権・譲渡権・公衆送信権（送信可能化権を含む）は株式会社全日本病院出版会が保有します．
・JCOPY ＜(社)出版者著作権管理機構　委託出版物＞
本書の無断複写は著作権法上での例外を除き禁じられています．複写される場合は，そのつど事前に，(社)出版者著作権管理機構（電話 03-3513-6969, FAX03-3513-6979, e-mail：info@jcopy.or.jp）の許諾を得てください．
本書をスキャン，デジタルデータ化することは複製に当たり，著作権法上の例外を除き違法です．代行業者等の第三者に依頼して同行為をすることも認められておりません．

定価はカバーに表示してあります．
ISBN 978-4-86519-240-7　C3047